Il fuoco dentro

Daniela Minerva

Il fuoco dentro

Le malattie infiammatorie croniche dell'intestino

Colloquio con Silvio Danese e Marco Greco

Con la collaborazione di Anna Lisa Bonfranceschi

Daniela Minerva
Giornalista de L'Espresso

A colloquio con
Silvio Danese
Responsabile del Centro per la Ricerca
e la Cura delle Malattie Infiammatorie
Croniche Intestinali
Istituto Clinico Humanitas
Rozzano (MI)

Marco Greco
Presidente della EFCCA
European Federation of Crohn's
and Ulcerative Colitis Association
Bruxelles

Gli autori ringraziano Hajnalka Szabo, Orsola Sociale, Maria Grazia Bendazzi, Gionata Fiorino, Antonino Spinelli ed Ezio Disingrini

Questa pubblicazione è resa possibile grazie al contributo non condizionato di MSD (Italia) S.r.l.

ISBN 978-88-470-2067-2   ISBN 978-88-470-2068-9 (eBook)
DOI 10.1007/978-88-470-2068-9
© Springer-Verlag Italia 2011

Layout copertina: Ikona S.r.l., Milano
Impaginazione: Ikona S.r.l., Milano
Stampa: Grafiche Porpora S.r.l., Segrate (MI)

Springer-Verlag Italia S.r.l., Via Decembre 28, I-20137 Milano
Springer fa parte di Springer Science+Business Media (www.springer.com)

INDICE

NOTE INTRODUTTIVE

Chi andrebbe dal gastroenterologo per un mal di pancia? E a quindici anni, poi. Perché è con un mal di pancia, che siamo costretti a pensare banale e passeggero, che è iniziato il calvario delle migliaia di persone in Italia che soffrono di una famiglia di patologie dal nome ostile, malattie infiammatorie croniche intestinali. Un nome che risuona nelle orecchie di un non addetto ai lavori come una sindrome misteriosa: infiammatoria, cronica, intestinale… e il disagio si acuisce quando si specifica: malattia di Crohn o colite ulcerosa. Cosa sarà mai?

Per chi non sa, e spesso non vuole sapere, bastano parole di questo tipo a far girare la testa. Troppo complesso per un'opinione pubblica ormai abituata al confortevole intontimento del bianco o nero: grave o non grave? Laddove "grave" vuol dire mortale, come il cancro, e "non grave" è tutto ciò che può rapidamente essere derubricato come passeggero, banale e di rapida soluzione.

Invece no: le MICI (come chiameremo d'ora in poi le malattie infiammatorie croniche intestinali) non sono né bianco né nero, sfuggono alla banalizzazione, richiedono la serietà di un approccio scientifico di primissimo piano per rispondere a un disturbo devastante, che colpisce in giovane età e che resta lì per decenni. Accompagnando la vita del paziente e marchiandolo a fuoco col suo manifestarsi, ricorrente e implacabile.

Ecco allora la straordinaria sfida di queste patologie, che sembrano di nicchia, ma di nicchia non sono, giacché colpiscono migliaia di italiani: malattie infiammatorie, autoimmuni, che ci trasportano immediatamente a quello che gli anglosassoni chiamano il *cutting edge* della ricerca biomedica; perché il lavoro di migliaia di scienziati sul sistema immunitario e sulle sfug-

Il fuoco dentro. Daniela Minerva © Springer-Verlag Italia 2011

genti ragioni che lo portano, in certi casi e a un certo punto, a rivolgersi contro sé stesso è un fronte caldissimo della moderna biomedicina.

E per di più malattie croniche, che quindi accompagnano il paziente per tutta la vita con l'importanza e la serietà di patologie, a tratti, invalidanti. Questo l'aspetto-chiave: ci sono persone che ricevono una diagnosi infausta nell'adolescenza e devono poter vivere una vita piena, devono poter lavorare e avere relazioni come desiderano. Il quadro legislativo e la Costituzione sono lì a garantire, a livello di principi, che questo accada, ma nella quotidianità non sempre è possibile: ecco quindi che s'intersecano nella vita di queste persone le sempre nuove proposte della biomedicina, in termini di diagnosi e di terapie, che, se da un lato migliorano loro la vita, dall'altro, spesso, gliela complicano, come sempre accade quando è una vita intera a dover essere medicalizzata. E ci sono i limiti di un servizio sanitario nazionale, costretto oggi a dover restringere i cordoni della borsa, che si incrociano con una burocrazia intricata che spesso strangola le legittime aspirazioni dei malati.

Ecco allora lo straordinario interesse delle MICI, che appaiono a un osservatore esterno, appassionato viaggiatore nelle tante nazioni del pianeta sanità, un terreno del tutto nuovo dove si incontrano temi di urgente attualità. Sono uno spaccato dove leggere in filigrana quello che sembra a tutti gli effetti il futuro sanitario dei paesi ricchi: un popolo di malati cronici che chiede l'accesso a ciò che di meglio la scienza può offrirgli, e chiede di poter comprendere complicate questioni mediche per controllare il proprio destino sanitario; ma, contemporaneamente, pretende che la biomedicina sia uno strumento per condurre vite felici e prosperose e rifiuta un'immagine di sé dolente e sfuocata, anzi, incalza le istituzioni perché lo mettano in condizioni di vivere a pieno.

È l'identikit del malato moderno, che si affaccia sulla scena e le MICI ci permettono di vedere squadernato uno spaccato di futuro.

Ma per farlo, per comporre un puzzle nel quale la scienza medica si intreccia così prepotentemente con i bisogni dei veri protagonisti, i pazienti, serve chiamare sulla scena l'una e gli altri. Perciò, questo libro è un dialogo a tre, anzi, è un dialogo tra due attori protagonisti condotto dall'osservatore esterno, il viandante curioso, che sarei io. E che ha messo a un tavolo Silvio

Danese, responsabile del Centro per la Ricerca e la Cura delle Malattie infiammatorie Croniche Intestinali dell'Istituto Clinico Humanitas, e Marco Greco, che fa l'avvocato e presiede EFCCA, l'Associazione Europea dei malati di MICI e ci racconta la sua storia. Che comincia quando ha 15 anni. E partiamo proprio da lì.

Roma, settembre 2011   **Daniela Minerva**

CAPITOLO 1 LA DIAGNOSI

1.1 Riconoscere la malattia

MG Nella maggior parte dei casi le malattie infiammatorie croniche intestinali (MICI) insorgono nella tarda adolescenza, sui quindici-venti anni. Tutto può iniziare con disturbi intestinali o extraintestinali, e questo è già il primo ostacolo: perché capire che si tratti proprio di malattia di Crohn o di colite ulcerosa non è sempre facile e può volerci molto tempo prima di arrivare a una diagnosi certa. A me ci sono voluti ben due anni e mezzo per arrivare a capire di cosa realmente si trattasse: ho iniziato a star male a quindici anni e la malattia di Crohn mi è stata diagnosticata a diciotto.

DM Perché la diagnosi è stata così complessa?

MG I medici non riuscivano a riconoscere il Crohn. Pur avendo avuto dei disturbi addominali colici che sono tipici e avendo sviluppato delle fistole, trattate chirurgicamente (cosa che invece oggi non si farebbe più in prima battuta), la diagnosi non si riusciva a fare. Forse semplicemente perché gli strumenti diagnostici non erano raffinati come sono oggi. Per arrivare a una diagnosi di malattie infiammatorie croniche oggi mediamente ci vogliono 2-3 mesi.

DM Il medico di base è in grado di diagnosticare questa malattia?

MG Io dal medico di base sono andato una sola volta, ma è stato proprio

Il fuoco dentro. Daniela Minerva © Springer-Verlag Italia 2011

lui a non volersi fermare alle prime valutazioni, non le ha ritenute soddisfacenti; e ha avuto ragione. Poi la mia è una storia di *serendipity*, perché, pur essendo andato dal gastroenterologo, questi non riusciva a mettere a fuoco la mia malattia. Ma il caso volle che una volta lo stesso non fosse in servizio il giorno del mio appuntamento, e al suo posto ci fosse un medico di recente specializzazione: gli venne subito il sospetto di essere davanti a una MICI. Nel frattempo però erano passati due anni e mezzo, e avevo subito due interventi chirurgici.

DM **I medici di medicina generale oggi sono allertati su questo tipo di malattie?**

SD I medici di base conoscono oggi molto di più il problema di quanto non lo conoscessero fino a qualche anno fa, anche se c'è ancora bisogno di una maggiore attenzione, in modo che dallo studio del medico di famiglia – che rappresenta il primo punto di arrivo per il malato – si arrivi quanto prima a quello del gastroenterologo. Un modo potrebbe essere quello di adottare un programma adeguato di *red flag* per le malattie infiammatorie croniche intestinali, vale a dire una serie di sintomi che, se presenti contemporaneamente, suggeriscano al medico di indirizzare il paziente dal gastroenterologo, come avviene per esempio per le malattie reumatiche. Questo perché, anche se i medici di base di oggi sono più allertati rispetto al passato, è sempre il gastroenterologo che inizierà un *iter* più approfondito con tutti gli esami del caso, a partire dalle endoscopie, per arrivare alla diagnosi. Esami così invasivi infatti non vengono richiesti, soprattutto nei pazienti giovani, a meno che non vi sia un vero sospetto di malattia infiammatoria cronica intestinale.

MG Come associazione, negli anni abbiamo lavorato tantissimo su questo tema, sia per informare di più i medici di base, sia per incentivare la collaborazione tra questi soggetti e i gastroenterologi. Abbiamo organizzato numerosi incontri di informazione e convegni, tutti dotati di ECM, in modo da entrare così nel circuito dell'aggiornamento professionale e quindi fornire le informazioni più recenti sul tema. Un'iniziativa importante anche perché mediamente un medico di base ha un paziente con malattia di Crohn o colite ulcerosa, in casi particolari può arrivare a due, tre; e non ha quindi una casistica tale da maturare esperienza nel riconoscimento delle patologie.

DM **Com'è la situazione del Paese in materia di capacità dei medici di medicina generale di affrontare le MICI? C'è uniformità sul territorio nazionale?**

MG Per quanto riguarda i medici di base, la valutazione è difficile. Di certo, la situazione dei centri specialistici non è omogenea: i più grossi hanno una maggiore esperienza e disponibilità di terapie, soprattutto quando si tratta di usare i farmaci biologici.

DM **Restiamo sulla diagnosi. L'accesso ai test diagnostici è lo stesso sul tutto il territorio nazionale?**

MG La nota positiva è che tutte le principali città italiane sono coperte da Centri di riferimento sparsi un po' ovunque. Questo non significa che ogni ospedale sia in grado di gestire la situazione nel migliore dei modi, sarebbe bello poter essere trattati in maniera ottimale anche nell'ospedale sotto casa, ma così non è. Servono centri specializzati. E poi bisogna fare un distinguo. Per quanto riguarda la diagnosi, quasi tutti i centri di gastroenterologia sparsi sul territorio nazionale riescono a farla senza grossi problemi, mentre per la corretta gestione della malattia credo sia molto più saggio afferire a un centro specialistico che tratti un'ampia casistica, sia per l'esperienza maturata, sia per la possibilità di accesso alle terapie. Ma c'è di che essere ottimisti: ho notato dopo vent'anni di lavoro di associazione che oggi non si fanno più i viaggi della speranza. Ci eravamo abituati: nei primi anni in cui frequentavo AMICI (l'Associazione Malattie Infiammatorie Croniche dell'Intestino) era del tutto normale andare in Inghilterra a farsi operare, e questo perché i pazienti ritenevano che non ci fossero centri specializzati in Italia per la chirurgia delle MICI. Fortunatamente oggi non è più così, farsi operare nei centri specializzati in Italia è lo stesso che farsi operare nei migliori centri del mondo. Tuttavia ancora oggi ci sono molti pazienti che viaggiano da un ospedale all'altro perché non hanno informazioni su quali siano i centri di riferimento per queste patologie.

DM **Quali sono i vantaggi dell'afferire a un centro specializzato per la diagnosi e la gestione delle malattie infiammatorie croniche intestinali?**

MG Il centro specializzato, oltre all'esperienza e alla possibilità di accesso alle terapie, ha un grande vantaggio: la multidisciplinarità, una conquista degli ultimi dieci anni. Questo significa che oggi a seguire il paziente non c'è solo il gastroenterologo, ma anche il chirurgo, il nutrizionista e lo psicologo. E può essere molto importante, basti pensare al ruolo del nutrizionista: quando c'è bisogno di escludere alcuni alimenti e di compensare la dieta, può essere fondamentale disporre del consulto nello stesso centro in cui opera il nostro gastroenterologo. Quindici anni fa tutto questo era impensabile: io ero abituato ad avere il chirurgo in un ospedale, l'endoscopista in un altro e il nutrizionista in un altro ancora. Oggi invece gastroenterologo e chirurgo visitano il paziente insieme e, elemento non irrilevante, alla maggiore efficacia dell'intervento terapeutico di *team*, si aggiunge il fatto che in questo modo il malato riesce a risparmiare molto del suo tempo, riducendo anche le assenze dal lavoro.

DM **L'avanzamento della diagnostica negli ultimi anni ha permesso di riconoscere come malattie infiammatorie croniche intestinali anche quelle che prima invece venivano classificate come intestino irritabile. È quindi possibile che molte malattie di Crohn o coliti ulcerose neanche fossero riconosciute come tali. Mi chiedo:**

quanta gente c'è stata e c'è in giro che ha questo tipo di patologie senza che le siano mai state diagnosticate e che magari ha vissuto serena a lungo?

SD Rispondere a questa domanda è estremamente difficile. La certezza è che, quando si fa diagnosi di Malattia di Crohn, per trenta persone su cento la malattia si presenta una sola volta, poi più nulla e magari dà sintomi di nuovo dopo vent'anni. In questo senso gli episodi acuti sono limitati e forse i pazienti stessi che ne soffrono riescono a vivere sereni, con la malattia che va spontaneamente in remissione. Il problema è per l'altro 70% dei pazienti, nei quali la malattia è cronicamente attiva.

1.2 I sintomi e i test

DM Elenchiamo tutti i sintomi possibili delle MICI. Se fosse soltanto il mal di pancia probabilmente dal gastroenterologo non arriverebbe nessuno, le persone finirebbero col conviverci e soffrirne, magari anche molto, senza mai sapere di cosa si tratta e che si può curare.

SD Forse anche qui sta un po' del pregiudizio nei confronti di queste patologie, e della ragione per cui vengono misconosciute. Certo per un mal di pancia è difficile che si arrivi dal gastroenterologo, e questo è il principale problema in cui incorriamo. Molto spesso, soprattutto nei pazienti in giovane età, arriva un mal di pancia oggi, poi domani, e ancora fra una settimana. Poi il dolore smette, per ricominciare più tardi e si dà la colpa alla sindrome dell'intestino irritabile, visto che è così comune. Questo però può significare che se c'è un'infiammazione sottostante, i dolori accusati dal malato sono in realtà continue ferite che si creano nell'intestino. In altri casi invece che all'intestino irritabile i forti dolori di pancia fanno pensare a un'appendicite, per cui una volta in ospedale il paziente è operato, ma invece dell'appendicite si scopre la malattia di Crohn.

Altri sintomi possono essere diarrea e vomito, insieme ai dolori all'addome, come prima manifestazione. In questo caso può esserci un'occlusione intestinale, in altri invece una fistola tra l'intestino e la vescica, o tra retto e vagina, così che si comincia a urinare con le feci oppure a fare aria. Oppure la prima manifestazione può essere un grosso foruncolo, un ascesso nella zona anale, che dà forte prurito.

Ma tutti questi sintomi possono comunque essere sottovalutati, perché molto spesso si tende ad adattarcisi, si impara a conviverci, in fondo tutti abbiamo dei piccoli malori. Spesso accade che si dia la colpa a quello che si mangia oggi, non si pensa alle MICI, che certo sono in effetti piuttosto rare. Ma adattarsi ai sintomi, abituandosi giorno dopo giorno ai dolori è rischioso e fa sì che si creino tante piccole lesioni che danneggiano progressivamente l'intestino, fino all'insorgere delle complicanze.

6 DM Il dimagrimento può essere un campanello d'allarme per queste patologie?

SD Nella malattia di Crohn sicuramente sì: in genere i pazienti hanno dolori di pancia che molto spesso si associano all'assunzione dei pasti. In alcuni casi, quindi, i pazienti riducono l'assunzione dei cibi per evitare questi dolori e perdono peso. Ma è anche l'infiammazione di per sé che fa dimagrire i malati con Crohn e colite ulcerosa.

DM Quali sono le manifestazioni extraintestinali più comuni associate alla malattia? Si manifestano anche quelle in età giovanile, e come condizionano la vita dei pazienti?

MG Uno dei problemi extraintestinali che noi in associazione sentiamo di più, riportato soprattutto dalle ragazze, è l'eritema nodoso, una serie di macchie rosse e ulcere che appaiono sulla gamba. Oltre a essere fastidioso e molto doloroso è anche parecchio antiestetico e crea quindi un danno non solo dal punto di vista fisico ma anche da quello psicologico, perché crea imbarazzo.

SD Nei pazienti con MICI può insorgere anche l'artrite, che in alcuni casi può influenzare la mobilità nei ragazzi e quindi la loro possibilità di fare sport, anche se molto dipende da quanto sono coinvolte le articolazioni. Un altro problema è la stanchezza cronica: i pazienti lamentano spesso di essere spossati, senza che noi riusciamo a capirne la ragione. Se infatti è comprensibile che ci si senta deboli e affaticati in caso di anemia, una delle complicanze extraintestinali dovute sia al sanguinamento che all'infiammazione, anche quando i pazienti hanno la loro cura e stanno bene, talvolta vengono in ambulatorio e si lamentano della stanchezza, dichiarandosi distrutti. Se tutti i parametri analitici sono nella norma, come l'emoglobina, il ferro, l'infiammazione è sotto controllo e il paziente è in remissione, molto spesso è possibile che sia presente un'alterazione di ansia e depressione, che insorge dopo la diagnosi della malattia, e che forse contribuisce alla sensazione di spossatezza. In questi casi suggeriamo un consulto con lo psicologo, e nei casi più gravi può essere necessaria anche una cura farmacologica.

DM **È più semplice arrivare a una diagnosi di colite ulcerosa o a una diagnosi di malattia di Crohn?**

SD Per la rettocolite ulcerosa la diagnosi è in genere precoce, la presenza di sangue nelle feci è molto spesso ovvia, tale che nel giro di pochissimo tempo si arriva dal gastroenterologo; al contrario, è più difficile e può richiedere più tempo riconoscere la malattia di Crohn. Questo perché molto spesso si tende a sottostimare e a misconoscere la patologia, a confonderla con la sindrome dell'intestino irritabile e quindi a tranquillizzare il paziente.

Inoltre, nel caso delle giovani donne che dimagriscono, o che mangiano poco perché hanno dolore alla pancia, molto spesso si parla di anoressia, riferendosi non a un problema di natura organica, ma psicologica, quando invece in realtà si tratta della malattia di Crohn.

MG La tendenza a leggere le MICI come malattie psicosomatiche è un'eredità che ci arriva dagli anni Sessanta, quando si riteneva che le malattie infiammatorie croniche intestinali avessero un'origine psicologica, o comunque che psicologia e psicosomatica giocassero un ruolo fondamentale. È un'idea assurda, che deve essere combattuta.

DM Forse, fino a che non si ha una diagnosi precisa, questo stigma rimane. Mi avete detto che oggi arrivare a una diagnosi è relativamente semplice. Ci sono margini di miglioramento e velocizzazione?

SD Sì. Serve innanzitutto di garantire il riferimento il più precoce possibile al gastroenterologo da parte del medico di famiglia, che allertato dai sintomi indirizzi il paziente dallo specialista. E questo deve essere fatto anche per i più giovani, per i quali cioè c'è una maggiore tendenza a trascurare i sintomi tranquillizzandoli, correlando i loro problemi intestinali solo a questioni di stress. Una volta indirizzati i pazienti dal gastroenterologo, sarà lui a ritenere o meno se ci siano sintomi seri e a iniziare l'iter diagnostico appropriato. È probabile che si possa iniziare con esami non invasivi, ma saranno soltanto i test di laboratorio come l'ecografia e l'esame obiettivo a far sì che si possa decidere se andare avanti con altri esami: l'endoscopia, l'esame istologico e la radiologia.

1.3 I vantaggi della diagnosi precoce

DM Quali sono i vantaggi di arrivare a una diagnosi in tempi rapidi?

SD Riconoscere precocemente le malattie infiammatorie croniche intestinali permette di intervenire subito dal punto di vista farmacologico per bloccare l'infiammazione, e fermare quindi il danneggiamento dell'organo, vale a dire la progressiva distruzione dell'organo colpito, in questo caso l'intestino. Questo perché col tempo le ferite indotte dalla malattia sull'intestino progrediscono fino a portare, nel caso della malattia di Crohn, a fistole e stenosi: complicanze che una volta insorte non permettono ai farmaci di funzionare, e molto spesso richiedono l'intervento chirurgico. Intervenire precocemente con le terapie farmacologiche porta sicuramente a migliori risultati; inoltre, si è osservato che i farmaci funzionano meglio nei pazienti che hanno una malattia in fase iniziale.

DM **Il rischio è quello di medicalizzare una vita intera: paziente e medico sono d'accordo?**

MG Fondamentalmente sì. Sul danno d'organo posso testimoniare personalmente che, una volta instaurata una stenosi, se è di natura infiammatoria può anche rientrare con il trattamento farmacologico, ma se comincia a crearsi un tipo di danno meccanico, il processo è irreversibile e bisogna intervenire chirurgicamente. Lo stesso vale per le fistole: possono anche chiudersi, ma se la fistolizzazione arriva a un livello tale, dopo un po' i farmaci sono inefficaci e bisogna intervenire chirurgicamente, così come quando la mucosa in qualche zona è molto danneggiata, va rimossa. Una diagnosi tardiva può significare il danno d'organo, e per il malato può voler dire perderne una parte: a me una diagnosi tardiva è costata quaranta centimetri di intestino. Eppure, anche se ovviamente anch'io credo sia essenziale arrivare quanto prima a riconoscere la malattia, io, paziente, e lui, medico, abbiamo ragioni molto diverse.

DM Ovvero?

MG Lui vede il mio intestino come un organo che si danneggia e che poi richiederà più tempo per essere curato, perché il farmaco su un organo danneggiato funziona meno. Io lo vedo come un problema, enorme, di qualità della vita: stare due o tre anni in attesa di una diagnosi certa, senza conoscere la ragione che ci fa star male è già un danno. Sono anni di qualità della vita inesistente, perché il malato continua a star male, magari riceve terapie o cure che non servono a nulla o che non danno alcun tipo di beneficio.

A volte poi, il paziente è trattato come quello che "la malattia l'ha in testa". Magari, come diceva prima Silvio Danese, gli viene diagnosticato l'intestino irritabile, gli si dà la terapia e lo si rassicura. A me preme questa fase della mia vita e per questo voglio che sia più breve possibile.

E poi, consideriamo anche il periodo caratteristico di insorgenza di queste patologie: la tardo adolescenza, una fase delicata e di grande cambiamento nella vita di un ragazzo, che è già alle prese coi suoi problemi, a scuola o con i primi amori, le prime delusioni e deve affrontare anche i problemi fisici causati dalla malattia.

Questi sono anni di qualità di vita pessima che hanno un'incidenza notevole sotto il profilo psicologico, perché non stare bene, soprattutto in un'età come quella, avere quei tipi di disturbi, significa iniziare a portarsi dietro tutta una serie di insicurezze dalle quali liberarsi poi non è semplice. La mia diagnosi, per esempio, è arrivata nell'anno in cui dovevo fare la maturità: proviamo a immaginare il disorientamento di un giovane in quella situazione. Io devo ringraziare un medico di base particolarmente testardo e la mia famiglia, che mi conoscevano veramente e che mi hanno supportato.

1.4 Parlare della malattia

DM Qual è la reazione dei malati alla diagnosi?

MG È piuttosto variabile da paziente a paziente. Spesso si arriva a riconoscere la malattia dopo un percorso un po' accidentato, per quanto si cerchi di velocizzarlo, per cui nel momento in cui si ha la diagnosi la primissima sensazione è quella di liberazione, in qualche modo ci si sente sollevati dal sapere di cosa si soffre. La seconda fase può essere invece caratterizzata dal dubbio, dall'incertezza: ci si chiede in concreto che cosa siano queste patologie. Questo perché a meno di non aver avuto parenti o conoscenti che ne hanno sofferto o ne soffrono, la maggior parte delle persone non le conosce affatto.

Mi riferisco anche alla mia esperienza: quando entrai in ospedale per l'ennesima volta, tutti erano convinti che mi avrebbero diagnosticato un cancro al colon, ma fortunatamente, la colonscopia rivelò che si trattava di Crohn. Io stesso, per un po', mi sono sentito sollevato. Anche se presto ho cominciato a far mente locale, a chiedermi che cosa veramente mi sarei dovuto aspettare.

E questo fu il momento più delicato: feci l'errore di chiederlo a un chirurgo non specializzato che mi diede una descrizione della malattia drammatica e l'impatto su di me fu pesante. Mi disse che si trattava di una malattia cronica, che mi sarei portato dietro per tutta la vita, a quel tempo definita come lentamente ma inesorabilmente progressiva. Forse fu quel "inesorabilmente progressiva" che ebbe su di me un effetto negativo. Forse allora era davvero così inesorabile come mi disse quel chirurgo – oggi per fortuna la malattia si riesce a controllarla in qualche modo – ma di certo non era quello il modo di parlare a un ragazzo.

In ogni caso, allora come oggi, alla diagnosi segue sempre la ricerca più approfondita, di informazioni. Diciotto anni fa Internet praticamente non c'era, e il primo passo per indagare sulle patologie era quello di andare a guardare nelle enciclopedie: questa fase della ricerca di informazioni è una delle più delicate della vita del malato, perché nel suo approccio alla conoscenza si comincia già a definire la strategia di *coping* della malattia.

Il primo vero scoglio da affrontare è l'accettazione della cronicità della patologia e questo è un percorso che richiede tempo. Anche se in prima battuta infatti sembra di averlo fatto, la malattia ha un andamento ciclico e il problema non è di per sé accettarla quanto affrontare le possibili ricadute o i *flare up*. Nel mio caso io ho avuto quattro interventi chirurgici, ognuno dei quali ha avuto la sua fase di accettazione. Come diceva Silvio Danese ci sono persone che non hanno periodi di remissione, ma hanno sempre un'infiammazione di medio livello, costante e poi con i picchi. All'infiammazione media ci si adatta, ma poi arrivano i picchi, una, due, tre volte e quelli vanno affrontati.

DM **Tutti i sintomi delle MICI possono essere anche causa di disagio, di vergogna in chi ne soffre. In che modo i pazienti ne danno notizia a chi li circonda?**

MG Quella della comunicazione della patologia è una questione centrale, per molti soggetti: lo è per il malato, per chi gli sta intorno e per i giornali. Il paziente, dal canto suo, fa fatica a parlare di quello che gli succede e noi in associazione lo rileviamo continuamente: pensiamo soltanto al caso, frequentissimo, di uno scolaro che magari deve spiegare all'insegnante che può avere bisogno del bagno più spesso dei suoi compagni, o che la sua capacità di muoversi è limitata dal fatto di avere una stomia, ovvero l'intervento con il quale si crea un'apertura sulla parete addominale per mettere in comunicazione un viscere con l'esterno attraverso un catetere, oppure altre complicazioni, come i problemi articolari.

D'altra parte, anche i media parlano poco di queste malattie, perché si tratta di sintomi di non facile comunicazione, che si affrontano mal volentieri, proprio perché riguardano un aspetto così delicato e intimo della persona. Oggi i media, forse, affrontano di più il tema rispetto al passato, ma per anni non si sono occupati di malattie infiammatorie croniche intestinali. Io ricordo bene che la prima volta che fummo invitati in una radio a parlarne, circa quindici anni fa, ci venne detto esplicitamente che non dovevamo assolutamente usare quattro o cinque delle parole chiave, e io mi trovai in difficoltà a descrivere la malattia perché, se è vero che la parte intestinale non è l'unica a essere colpita, è comunque quella preponderante.

DM **Parliamo di come il paziente riceve informazioni sulla sua ma-**

lattia. Mi pare una fase centrale, che avrà molto peso sulla sua gestione complessiva.

MG Nella primissima fase il modo in cui siamo informati è fondamentale. Per questo come associazione – oltre a essere tra i primi ad avere un sito internet – abbiamo lottato tantissimo per cercare di fornire quante più informazioni efficaci e chiare, che fossero al tempo stesso oneste, ma non demoralizzanti. Questo è stato uno dei motivi per cui abbiamo cercato di instaurare un dialogo molto aperto con i gastroenterologi, cercando di far capire l'importanza della comunicazione nella delicata fase della diagnosi.

La mia attività nell'associazione, a dire il vero, è iniziata proprio come reazione al modo inumano in cui mi vennero date le informazioni su quella che sarebbe stata la mia vita, e lo accennavo poc'anzi. Mi venne detto che avrei avuto la malattia per tutta la vita, che avrei fatto meglio ad accettarla quanto prima, che di farmaci ce n'erano pochi (all'epoca c'era il 5-ASA che avrei alternato al cortisone e si parlava, timidamente, di immunosoppressione), e che già la terapia stessa avrebbe comportato danni a lungo termine. Non solo, il medico aggiunse che a un certo punto la malattia sarebbe stata fuori controllo e loro non avrebbero potuto fare altro che operarmi, che asportare un pezzo di intestino e richiudere, fino a che, per i continui interventi, non avessi sviluppato la sindrome da intestino corto (fra l'altro anche un'informazione medica sbagliata, come sappiamo oggi). Dire queste cose, in questo modo, a un ragazzo di diciotto anni, può avere un effetto devastante. Di certo per me fu così: ebbi da subito una reazione rabbiosa, ma poi, capito di cosa si trattava, dissi a me stesso che tutto questo non era accettabile, che non doveva essere possibile dare questo tipo di comunicazione a un giovane paziente. Non volevo che capitasse a qualcun altro. E una settimana dopo mi sono iscritto all'associazione e ho iniziato la mia attività, dedicandomi molto al tema della comunicazione della malattia.

13

DM   **Oggi è cambiato l'atteggiamento del medico nei confronti del paziente?**

MG   Nella maggior parte dei casi, stando a quello che ci riferiscono i pazienti, sì. Questo si spiega anche col fatto che oggi la diagnosi è molto più spesso riscontrata in ambulatorio, vale a dire in sede di endoscopia, e a comunicarla è il gastroenterologo, una figura più abituata a confrontarsi con le peculiarità di queste patologie.

Più in generale, poi, in ambito medico oggi le malattie infiammatorie croniche intestinali sono più conosciute, le informazioni al riguardo più corrette e, cosa più importante, le prospettive sulle patologie e sulla qualità della vita che vengono date al malato sono diverse rispetto al passato: sono meno scoraggianti.

DM   **Cosa è cambiato per i medici? Hanno imparato la difficile arte di parlare delle malattie?**

SD   Sappiamo che dobbiamo rassicurare il paziente, lo sappiamo noi specialisti e lo sanno i medici di medicina generale: dobbiamo rappresentare la malattia come una normale patologia cronica, come lo sono l'asma, l'artrite e il diabete. Ma se da una parte questo è giusto perché dobbiamo infondere tranquillità e dargli l'energia per lottare, dall'altra dentro di me ho spesso l'impressione di mentire al paziente. Lo tranquillizzo dicendogli che è una patologia benigna, di cui non si muore, anche se so che quel malato ha davanti a sé anni di vita in cui purtroppo tante volte il medico non sarà in grado di tenere sotto controllo la sua malattia. Nel 40-50% dei casi, infatti, è impossibile per noi stabilizzare la patologia, sorgono complicanze e spesso bisogna ricorrere al chirurgo. In altri casi invece la malattia andrà in remissione spontaneamente, da sé, e non perché il medico ha dato dei farmaci che sono riusciti a tenerla sotto controllo. Insomma, facciamo fatica a capire da subito cosa accadrà, e quindi, al momento della diagnosi, sappiamo di dover tranquillizzare il paziente, ma dentro di sé il gastroenterologo sa anche che in futuro potrebbe essere incapace di affrontare tutti gli aspetti di questa patologia.

DM   **Nel dettaglio: qual è il modo migliore per presentare le MICI?**

MG   Non è facile, e questo è un argomento di grande discussione in associazione. Darne una visione ottimistica o tranquillizzante da un lato significa fare cattiva informazione perché, come ha detto Silvio Danese, le cose potrebbero andare diversamente e, addirittura, un'eccessiva tranquillizzazione potrebbe apparire come una mancanza di rispetto nei confronti di chi si trova a gestire queste patologie nella loro versione più severa. Non solo. C'è il problema della gestione del tempo lavorativo: molto spesso il paziente riferisce al datore di lavoro che è stato tranquillizzato sulla sua condizione, ma quando poi sarà assente e costretto a casa dai dolori, il datore di lavoro si troverà ad affrontare una situazione che non aveva previsto.

Dall'altra parte, se diamo una visione troppo severa del decorso della patologia, otteniamo l'effetto opposto, cioè quello di scoraggiare il malato e diminuire la sua voglia di combattere. E poi, allarmeremmo il datore di lavoro che non vorrà più il lavoratore malato e farà di tutto per liberarsene o togliergli spazio. Trovare un equilibrio è molto difficile.

CAPITOLO 2 NELLE MANI DEL MEDICO

2.1   La terapia

DM   **Dopo la diagnosi: quali sono i passi da fare?**

SD   La prima cosa che fa il medico è quella di prescrivere una terapia, molto variabile da caso a caso, a seconda che si tratti di rettocolite ulcerosa o malattia di Crohn, e a seconda della serietà della malattia. Nella rettocolite lieve-moderata in genere si utilizza un antinfiammatorio, la mesalazina, il farmaco più diffuso. Se la rettocolite è moderata-severa in genere la terapia ha due approcci caratteristici, a seconda dello stadio della malattia. Nella fase di flogosi (ovvero infiammazione) acuta si somministrano farmaci per arrestare l'infiammazione in atto, una terapia questa cosiddetta di induzione, seguita o accompagnata da una terapia di mantenimento, più prolungata nel tempo, che ha lo scopo di ridurre le ricadute della malattia, evitarne cioè la ricomparsa.

Lo steroide, cortisone in pratica, che viene utilizzato sempre nell'induzione, non dovrebbe essere usato mai nel mantenimento perché a lungo dà molti effetti collaterali. Nel mantenimento invece si usa o la mesalazina o i farmaci immunosoppressori, proprio perché, essendo la malattia a base infiammatoria, ridurre l'attività del sistema immunitario aiuta a tenere sotto controllo la patologia. Se questi farmaci non fossero adeguati poi, sempre nella rettocolite ulcerosa, si utilizzano i biologici, come l'infliximab, l'unico anti-TNF al momento approvato.

17

Anche per la malattia di Crohn la terapia è molto variabile, a seconda della gravità dei sintomi e delle complicanze. Se la malattia si presenta con un ascesso con pus, questo prima va drenato, si usano antibiotici e, in quel caso, non si possono usare subito i farmaci. Se la malattia invece è luminale, infiammatoria pura, con ulcere nell'intestino, nelle fasi moderate-severe all'inizio si utilizza cortisone. In genere poi però per il paziente con Crohn si cerca di essere più veloci, somministrando terapie combinate già da subito, perché si tratta di una malattia lentamente e inesorabilmente progressiva, per cui si cerca di bloccare precocemente l'infiammazione. Il trattamento precoce può prevedere per esempio la combinazione di steroide e aziatioprina, un immunosoppressore, mentre se il paziente è in recidiva si somministrano da subito gli anti-TNF. La tempestività è importante, perché siamo consapevoli che se si utilizzano prima, questi farmaci funzionano meglio. Per la malattia di Crohn, al contrario della colite ulcerosa dove è molto efficace, si tende ormai ad abbandonare la mesalazina, tranne che per pochi casi, perché non funziona: elimina i sintomi, ma non blocca l'infiammazione.

DM **Il primo approccio è sempre quello farmacologico?**

SD Sì, il chirurgo può essere chiamato in causa nel caso siano presenti delle complicanze, altrimenti la prima linea è sempre stata la terapia farmacologica.

DM **Qual è la base scientifica delle terapie attualmente impiegate per la cura di queste patologie?**

SD Non essendo note le cause della malattia, oggi le terapie possono solo curare le manifestazioni cliniche, in particolare l'infiammazione. Tutti i farmaci che noi somministriamo hanno superato tutti gli studi clinici necessari, tesi a dimostrare l'efficacia del trattamento, la possibilità di guarigione della mucosa o la potenzialità di chiusura delle fistole. La vera novità dei farmaci moderni, i biologici – rispetto a quelli sviluppati in passato, usati in maniera aspecifica – è che si tratta di farmaci mirati. Si va dritti cioè alle molecole che partecipano all'infiammazione e si cerca di bloccarle, come fa l'anti-TNF che è specifico per il TNF, una citochina appunto che media l'infiammazione. Va però ricordato che anche il biologico combatte in maniera aspecifica la malattia, perché non ne combatte le cause, ancora sconosciute, ma solo una sua manifestazione.

DM   **Il farmaco biologico si somministra solo in ospedale?**

MG   No, c'è la possibilità di farlo in infusione in ospedale (ogni due mesi) o di ritirarlo per poi farsi le iniezioni a casa da soli. Non sembra però che le due forme di medicinali siano completamente sovrapponibili, è il medico a decidere quale prescrivere. Alcuni pazienti preferiscono la forma in auto somministrazione, perché questo dà loro una maggiore gestione del tempo, ma va precisato che siamo davanti a farmaci davvero potenti, e molti, sia medici che malati, scelgono comunque di ricevere la terapia (endovena o sottocute) in ambulatorio, anche nell'ottica di un possibile evento avverso.

19

DM   **Come ogni farmaco potente, anche quelli biologici hanno importanti effetti collaterali?**

SD   In realtà gli effetti collaterali di questi farmaci, se usati in mani esperte, sono piuttosto limitati per i biologici, e certamente i benefici sono maggiori. Ci sono studi che dimostrano come gli effetti collaterali degli steroidi siano più gravi di quelli dei biologici, anche se devo specificare che questi sono farmaci introdotti da poco più di dieci anni e ancora non conosciamo quali ne siano le conseguenze sul lungo termine. Sappiamo però quello che abbiamo imparato da dieci anni di anti-TNF per la malattia di Crohn, ovvero che gli effetti osservati sono nella maggior parte dei casi molto positivi. Mi sento di dire che non bisogna aver paura dell'innovazione.

DM Anche senza avere paura, però, resta da chiedersi se ci sono soluzioni per gestire gli effetti collaterali dei nuovi e dei vecchi farmaci.

SD Sì, gli effetti collaterali in alcuni casi vanno gestiti e curati, ma ovviamente tutto dipende dall'entità dei sintomi. Quelli più comuni per il cortisone sono disturbi dell'umore, insonnia, gonfiore, osteopenia e rash cutaneo; per l'azatioprina sono frequenti nausea, vomito e intolleranza e per gli anti-TNF invece si verificano manifestazioni cutanee come secchezza della pelle e alterazioni psoriasiformi. In genere il consiglio è di cercare di tollerare gli effetti avversi, aspettare che rientrino da soli con la fine del ciclo di somministrazione del farmaco, o al limite ricorrere a qualche crema dermatologica per i rash, a un'integrazione di vitamina D per l'osteopenia o a delle gocce per dormire. Certo, se gli effetti sono più gravi, è chiaro che vanno prese delle precauzioni, magari che comportino anche la sospensione del farmaco stesso, come in caso di pancreatite, epatite o mielosoppressione eccessiva da azatioprina.

MG È chiaro che gli effetti collaterali fanno paura e generano inquietudine soprattutto se sono inattesi o non preventivamente valutati insieme al medico. È lavoro del medico determinare la terapia e proporla, ma è un impegno del medico e del paziente gestirla insieme, già dal momento della prescrizione. Quando c'è onestà da entrambe le parti, sta al medico fare informazione su quelli che potranno essere gli effetti avversi del trattamento, su quello che lui si aspetta che il paziente tolleri e non tolleri, e sta al paziente ascoltare, fare domande, capire. Se andasse sempre così, probabilmente, ci sarebbe anche una maggiore onestà sotto il profilo della *compliance*.

DM Ci sta dicendo che la *compliance* è un problema importante?

MG Sicuramente non è sempre facile aderire alla *compliance*, anche per gli effetti collaterali: da un lato c'è la tendenza in alcuni pazienti, di fronte ai primi sintomi di eventi avversi, a rallentare la somministrazione e ad aggiustarsi la terapia da soli, cosa questa sbagliatissima e che potrebbe in parte essere risolta da un rapporto di fiducia veramente aperto con il proprio centro. Il riferimento diretto alla struttura di cura, che sia medico o un'infermiera specializzata, magari più diretta e informale, è infatti fondamentale per dare al paziente tutte le informazioni sui possibili effetti collaterali dei farmaci, e per capire come gestire la situazione. In questo senso, certamente, l' infermiera potrebbe fare al tempo stesso da referente e da ponte con il medico, aiutando il malato a capire se determinati sintomi in associazione all'assunzione dei farmaci siano o meno normali e fino a che punto. Io, per esempio, la prima volta che ho preso il cortisone, non avevo mai sentito parlare di alterazione a livello della pressione oculare e ho avuto problemi di messa a fuoco nei primi giorni, ma se lo avessi saputo magari non mi sarei allarmato. Lo stesso per altri possibili effetti collaterali, che siano la caduta di capelli o dei rash cutanei.

Ma, a essere attenti, spesso è proprio la cronicità delle MICI a far sì che i pazienti non facciano bene la terapia. Infatti, dopo mesi in cui si sta male, potrebbe capitare di sentirsi finalmente meglio e subentra una sorta di ansia liberatoria, che magari induce a liberarsi dal farmaco. Poi non dimentichiamo che, soprattutto fino a qualche anno fa, la *compliance* per il malato era una cosa piuttosto impegnativa in termini di numero di compresse da assumere durante il giorno. Oggi per fortuna siamo scesi di molto, in media siamo a due, grazie alle compresse a rilascio graduato. Lo stesso per le infusioni di anti-TNF: si fanno in una sola mattina, per un numero complessivo di quattro ore ogni due mesi.

DM Una volta iniziata la cura, qual è il *follow up* per i pazienti che hanno accettato di essere inseriti in un trial clinico e per coloro che seguono una terapia di routine?

SD I pazienti nei *trial* clinici sono pochi e monitorati continuamente, in media una volta al mese con valutazione del punteggio di malattia, e attraverso la compilazione di un diario. Gli altri, quelli fuori dagli studi, li vediamo durante gli appuntamenti, e qui il *follow up* è piuttosto variabile.

Se il paziente sta bene, e la malattia è molto tranquilla, solitamente una volta ogni sei mesi si fa un prelievo di sangue per valutare i valori di emocromo, PCR, ferritina, funzione renale e i livelli di infiammazione. In genere non sono necessarie colonscopie di routine, a meno che il paziente non abbia una lunga storia clinica di malattia e, dopo dieci anni, diventa consigliabile un esame endoscopico per controllare l'eventuale insorgenza di tumori dell'intestino. L'infiammazione prolungata nel tempo, infatti, aumenta il rischio di sviluppare delle neoplasie.

DM **Come dovrebbe essere un *follow up* ideale per le malattie infiammatorie croniche intestinali?**

SD A ogni *follow up* è importante innanzi tutto che il medico ricordi al paziente di prendere le medicine. Uno dei motivi per cui i pazienti ricominciano a stare male è dato dal fatto che, quando stanno bene, invece di prendere tutte le compresse, ne prendono qualcuna di meno o addirittura le saltano. Questo apre la strada a una recidiva, ogni volta una nuova ferita nell'intestino, che deve essere ricicatrizzata.

Poi è opportuno che a ogni *follow up* il medico prescriva gli esami del sangue e quindi proceda alla visita clinica. Potrebbe essere poi necessario, una volta all'anno, ricorrere alla diagnostica per immagini, preferibilmente alle nuove tecniche non invasive e senza radiazioni, come l'ecografia e la risonanza magnetica, esami che, anche se solo complementari alle classiche endoscopie, possono comunque essere di grande aiuto.

DM **Quanto sono specifiche le terapie? Il fatto che chiamiate i farmaci "biologici" fa pensare a terapie specifiche per le caratteristiche biologiche della malattia rilevate con *marker ad hoc*. È così?**

SD Purtroppo non siamo così avanti come invece lo sono in oncologia, dove si danno dei farmaci solo se le cellule tumorali esprimono un determinato *marker* tumorale. Quello che cerchiamo di fare è di utilizzare i biologici nei pazienti che hanno più alte possibilità di risposta. Questo possiamo farlo perché gli studi clinici hanno dimostrato nel tempo che esistono delle caratteristiche della patologia, come avere la PCR alta, una malattia giovane, di breve durata, lesioni delle ulcere profonde a livello endoscopico, che funzionano da fattori predittivi, suggerendo una migliore risposta da parte del paziente. Ci sono studi poi che indicano anche quale farmaco può essere un po' più efficace su un determinato tipo di paziente, ma è ovvio che anche se il paziente non ha quei requisiti si cerca di trattarlo ugualmente, visto che a oggi abbiamo così pochi farmaci. Nella speranza che possa funzionare lo stesso.

DM **Pur essendo così nuovi, i biologici si somministrano in prima linea nella terapia farmacologica?**

SD Questo è un argomento molto dibattuto. Solo in alcuni casi l'indicazione è quella di trattare in prima linea con i biologici per cercare di arrestare la patologia, casi cioè in cui il paziente non risponde alla terapia tradizionale, e la malattia non è tenuta sotto controllo da cortisone e azatioprina. Questo può accadere per esempio in caso di malattia fistolizzante complessa, perché c'è il rischio di perdere lo sfintere anale, quindi la continenza, e c'è la reale possibilità che si debba ricorrere a una stomia. Oppure i biologici possono essere usati in prima linea nei pazienti che hanno una malattia estremamente estesa, con ulcere profonde, soprattutto a carico del piccolo intestino, pazienti nei quali c'è il rischio di rimuovere ampie parti dell'organo danneggiato, con la conseguenza di sviluppare la sindrome da intestino corto.

A tal proposito, uno studio recente condotto con Infliximab ha portato alla revisione delle linee guida europee e ad anticipare l'utilizzo della terapia biologica nella Malattia di Crohn. In realtà, se questi nuovi farmaci non costassero così tanto, si potrebbe cominciare a usarli per tutti i malati in prima linea, perché generalmente sono più potenti e hanno meno effetti collaterali.

DM **Cosa pensano i pazienti del fatto che queste terapie costano molto?**

MG Quello dei costi è un tema importante per noi; innanzitutto va detto che è inaccettabile in linea di principio che il costo possa essere un ostacolo all'accesso. E poi noi pensiamo che, fatta un'analisi economica approfondita, non sia corretto parlare di farmaci che costano molto. E mi spiego.

Noi ci siamo sempre sentiti dire che le nostre sono patologie ad alto costo, ma in realtà i malati di MICI costano molto meno di altri, hanno un impatto sul sistema sanitario certo non trascurabile, ma non tale da determinare dei grossi problemi.

I biologici, poi: li si considera tra i farmaci più costosi in assoluto, ma così è solo se si guarda il prezzo sulla scatola, non se si pensa a quanto il servizio sanitario nazionale risparmia in termini di interventi chirurgici, di ricoveri, di endoscopie e a quanto ne guadagni la vita del paziente.

Uno studio svedese dei primi anni Duemila ha dimostrato che il costo sociale della malattia di Crohn è da addebitarsi solo per il 30% al costo diretto di farmaci e ricoveri, mentre il restante 70% è dovuto ai costi indiretti, giornate di lavoro perse e scarsa produttività.

DM **C'è il pericolo che usando i biologici in prima linea si finisca poi col non avere più nulla con cui trattare i malati, se questi non funzionano?**

SD Sì, il rischio c'è ed è anche per questo che non si usano da subito questi farmaci. Ad oggi, la terapia classica è quella "a gradini": prima steroidi, poi azatioprina e biologici. In alcuni casi, come abbiamo visto, si possono utilizzare i biologici da subito. In futuro magari ci saranno altri biologici, per cui inizieremo con uno per poi proseguire con altri, ma per ora l'approccio resta questo.

MG L'ipotesi di somministrare il farmaco biologico già in prima linea pone anche un problema psicologico al paziente: da un lato quando si riceve la diagnosi si vorrebbe avere subito il meglio, nella speranza di liberarsi del problema, ma dall'altro abbiamo chiaro il rischio che al biologico ci si possa immunizzare. In tal caso subentra il timore legato al fatto che una delle armi più importanti diventi indisponibile.

2.2 La ricerca delle cause

DM Questa incertezza deriva dal fatto che i farmaci sono ancora pochi e che, in fondo, ci sono ancora molte zone d'ombra nella comprensione delle MICI. Scoprirne le cause potrà portare dei benefici in termini di nuove cure per i pazienti?

SD Certo e questo è il motivo per cui facciamo tantissima ricerca, perché oggi in realtà curiamo solo i sintomi e non le cause. Ma per fare ricerca abbiamo bisogno dei malati, per questo cerchiamo sempre di coinvolgerli, e non solo nella gestione della routine clinica. Innanzitutto cerchiamo di coinvolgerli nella sperimentazione di nuovi farmaci. Ma non solo.

Il malato, infatti, può aiutarci anche a far luce sulle cause delle patologie, oppure a trovare nuovi mediatori dell'infiammazione che possano portare a nuovi approcci farmacologici, magari prestandosi come donatore, vale a dire offrendosi per esami del sangue e donazione delle feci.

DM Parliamo delle cause: c'è una componente di stile di vita?

SD Il *life style* è una componente che stiamo studiando: grandi ricerche epidemiologiche cercano oggi di capire qual è il ruolo della genetica e quale quello dei fattori ambientali nel determinare l'insorgenza della patologia. In questo anche gli studi sui gemelli possono essere utili, perché si tratta di persone in cui gli stili di vita per i primi quindici anni sono stati gli stessi, così come la genetica, eppure accade che uno sviluppi la malattia e l'altro no, forse per questioni legate all'epigenetica. Non lo sappiamo ancora.

DM **In che modo potrebbero essere coinvolti gli stili di vita?**

SD Una teoria è che possano avere un ruolo importante, nei paesi occidentali, il cibo spazzatura, probabilmente per i conservanti, e l'inquinamento. Un'altra è quella secondo cui la comparsa dei *freezer*, quindi la conservazione delle carni congelate, abbia determinato un aumento delle patologie. Poi c'è la teoria igienica, secondo la quale il nostro sistema immunitario è troppo debole, perché viziato dall'eccessiva pulizia e così diventa incapace di rispondere adeguatamente agli stimoli.

Sono tutte teorie legate in qualche modo alla modernità, al modo in cui noi occidentali abbiamo cambiato la nostra alimentazione. E a conferma ci arrivano oggi i dati allarmanti sull'aumento dell'incidenza delle MICI in India e prima ancora in Russia. L'attenzione, quindi, più che su possibili mutazioni genetiche responsabili, oggi è riservata a capire quanto sia responsabile l'ambiente: di fatto, le malattie infiammatorie croniche intestinali sono cresciute in modo esponenziale negli ultimi quarant'anni, un tempo troppo breve per far sì che si instaurino mutazioni genetiche tali da giustificare la malattia, ma sufficiente a realizzare grandi cambiamenti negli stili di vita e nell'ambiente.

DM **La possibile origine delle MICI potrebbe essere scritta nel genoma?**

SD Sì, almeno stando a una teoria che le lega alla peste. Secondo alcuni studiosi quando nel Trecento si sviluppò l'epidemia di peste in Europa, coloro i quali riuscirono a sfuggire alla malattia lo fecero grazie ad alcune varianti geniche protettive, e furono solo loro a dar origine alle generazioni future. È possibile, però, che proprio le varianti genetiche che hanno salvato quegli uomini dalla peste, li abbiano predisposti all'insorgenza della malattia di Crohn, attraverso un'alterazione dell'organismo nei confronti della propria flora intestinale.

2.3 Il futuro della terapia

DM **Appare a questo punto chiaro che, per quanti progressi possano essere stati fatti, la biomedicina non ha un quadro completo di cosa siano e come si possano affrontare le MICI. Qual è il prossimo passo?**

SD Un prossimo passo è quello di identificare nuove molecole coinvolte nella patogenesi della malattia. Purtroppo fino a oggi abbiamo studiato una molecola alla volta, e lo stesso abbiamo fatto in clinica: un farmaco alla volta. In realtà *in vivo*, nella malattia, ci sono migliaia di molecole che parlano fra di loro, legate da particolari gerarchie, così come molteplici sono i sistemi con cui i geni interagiscono. La ricerca quindi dovrà essere sempre più rivolta verso i cosiddetti sistemi integrati, cercando di analizzare allo stesso tempo il complesso di molecole e la loro relativa importanza.

Lo stesso dovrà essere per le terapie, e col tempo si potranno usare più farmaci contemporaneamente. In parte è già dimostrato che la combinazione di diversi farmaci può essere più efficace di quanto non lo sia uno solo: due grandi *trial* clinici, per Crohn e per colite ulcerosa, hanno infatti permesso di osservare l'effetto potenziato della somministrazione contemporanea di anti-TNF e dell'azatioprina rispetto alle somministrazioni uniche. Una cosa, quella della combinazione, che in minima parte si fa già anche nella terapia standard, e che dovrebbero fare tutti i medici.

Nel futuro quindi è probabile che ci siano ancora più farmaci, ma ci vogliono ulteriori studi, che non guardino solo ai sintomi, ma anche alla progressione della malattia e al danno d'organo.

Accanto ai farmaci qualcuno sta lavorando invece sulle potenzialità terapeutiche delle cellule staminali ematopoietiche. In alcuni casi infatti il trapianto di cellule autologhe sembra aver eliminato il bisogno dei medicinali, ma servono ancora molti studi, come quello della Società Europea di Trapiantologia che porterà risposte più chiare al riguardo.

Un altro scopo della ricerca invece riguarderà direttamente i pazienti, che verranno classificati a seconda dei livelli di particolari mediatori presenti nel loro organismo. Questa "stratificazione molecolare" servirà a ottimizzare le cure, permettendo di renderle sempre più personalizzate, perché ogni malato riceverà farmaci solo in base al suo personale profilo biologico. In pratica, se un paziente presenta alti livelli di TNF riceverà farmaci anti-TNF, se invece le molecole abbondanti sono altre, saranno queste a essere colpite.

Un altro grande goal da raggiungere riguarda specificamente la clinica: dobbiamo scoprire come definire la malattia allo stadio precoce.

Non sappiamo esattamente quali siano le caratteristiche biologiche della "malattia giovane", e sarà necessario a breve una *consensus conference* proprio per definire questo punto. Solo in un secondo tempo potremo verificare se è vero che trattare da subito il paziente nella fase iniziale della malattia con anti-TNF, o con un cocktail di farmaci, porterà alla stabilizzazione della malattia.

Sempre nella ricerca clinica, e già in corso di convalida, uno dei prossimi passi sarà l'adozione di un punteggio di danno biologico della malattia di Crohn. Si chiama *Leman Score* ed è un punteggio che tiene in considerazione parametri come la superficie dell'intestino interessata, lo spessore della mucosa, i segmenti dell'intestino asportati e la presenza di fistole; servirà per misurare la severità della malattia e per tener traccia del suo andamento nel tempo.

DM È possibile immaginare di eradicare la malattia?

SD L'eradicazione per noi rimane un concetto un po' astratto. In oncologia, per esempio, si osserva che eliminando le cellule tumorali scompare la patologia, ma nelle malattie infiammatorie croniche intestinali il *killer*, l'agente eziologico, è sconosciuto, e non possiamo dire di averlo eliminato senza conoscerlo. Noi ci limitiamo a colpire in maniera aspecifica il sistema immune e magari, se un giorno verranno identificati i veri cloni cellulari aggressivi per l'intestino, allora sarà possibile parlare di eradicazione. L'obiettivo reale oggi è evitare che la malattia progredisca, evitare le complicanze, i ricoveri e gli interventi chirurgici, garantendo un buon livello di qualità della vita al malato.

DM In questo senso, quali sono i farmaci in sperimentazione più promettenti?

SD Oggi sono in corso almeno venti studi su nuovi trattamenti, di cui un quarto in Italia, sia di fase due sia di fase tre. Oggi abbiamo solo l'anti-TNF come bersaglio da colpire con i biologici, ma sono in fase di sperimentazione tantissimi farmaci promettenti, pensati per bloccare le interleuchine o per contrastare l'attività delle molecole di adesione. Un'altra categoria di farmaci in sviluppo sono quelli che bloccano a livello molecolare i segnali che indirizzano i globuli bianchi all'intestino, ovvero le cosiddette chemochine. Tutti questi farmaci potrebbero arrivare sul mercato molto presto, già tra uno, due o tre anni. Un'altra strategia farmacologica, che però è ancora molto lontana, è quella di agire cercando di aumentare le citochine cosiddette "protettive", anziché contrastare quelle "cattive".

DM Sui farmaci attualmente in uso sappiamo tutto? O esistono margini di miglioramento?

SD Accanto agli studi sui nuovi farmaci, ci sono effettivamente *trial* anche per quelli già in uso, come l'infliximab (contro il TNF), in fase di ottimizzazione o di cambiamento d'indicazione, per cercare cioè di potenziarne al meglio l'efficacia. Per esempio, come dicevamo, recentemente si è dimostrato come sia meglio utilizzare l'infliximab in combinazione con l'azatioprina in una fase iniziale della malattia, così come si è osservato che la sua somministrazione è utile nel prevenire la recidiva post-chirurgica. Un paziente con malattia di Crohn, infatti, molto spesso nella sua storia clinica va incontro a un intervento chirurgico di resezione, ma non è togliendo l'intestino che la patologia scompare. Purtroppo ritornerà e i farmaci utilizzati classicamente, come la mesalazina e l'azatioprina, sono poco efficaci nel prevenirne la ricomparsa, mentre alcuni studi pilota hanno dimostrato che l'anti-TNF lo è molto di più.

DM   **Avete difficoltà a reclutare i pazienti per gli studi clinici?**

SD   Sì: circa sette malati su dieci non vogliono entrare negli studi perché hanno la sensazione di fare da "cavie". Non è sempre facile fargli capire che le sperimentazioni cliniche danno loro la possibilità di beneficiare direttamente del farmaco. Spesso hanno paura proprio del farmaco in sé, e ancora oggi sono proprio i biologici a destare maggiore timore; i pazienti ne temono gli effetti avversi, magari perché hanno letto su Internet di eventi che però, nei fatti, sono rarissimi. È comprensibile, ma va ricordato, che per i biologici il rischio è sempre molto minore rispetto ai benefici che ne possono derivare.

Detto questo, è ovvio come ci sia ancora più paura per gli effetti collaterali dei farmaci in sperimentazione che noi, non conoscendo, non possiamo illustrare nei colloqui preliminari. D'altra parte, oggi, le aziende che producono farmaci, per tutelarsi includono nel consenso informato ogni possibile effetto collaterale, e finiscono con lo spaventare un paziente già di per sé dubbioso. Ma è opportuno ricordare che gli effetti collaterali ci sono per ogni tipo di farmaco.

MG   Non sono del tutto d'accordo con Silvio Danese. Non è che i pazienti rifiutino di fare da cavie, direi piuttosto che c'è un timore non ben definibile nei confronti del nuovo. La ricerca in queste patologie negli ultimi quindici anni ha subito una forte accelerazione, e i malati di lungo corso, che hanno vissuto più della metà della loro vita con lo stesso set di farmaci, all'improvviso se ne ritrovano a disposizione dei nuovi, spesso complicati da capire, che alterano la *routine* che hanno conquistato con tanta fatica.

Con il tempo, infatti, si acquista familiarità con i medicinali, anche con i loro nomi. Per esempio, tutti conosciamo qualcuno che ha preso del cortisone, o anche nei casi leggermente più complicati, come per la mesalazina, è stato relativamente semplice capire di cosa si trattasse. Con gli immunosoppressori è già più difficile, ma in fondo anche queste molecole possono essere spiegate in modo abbastanza semplice: spengono la risposta del sistema immunitario. Ma quando si parla di biologico, non ci sono scorciatoie, la questione si complica, bisogna parlare di singole molecole e non è sempre facile far capire di cosa si tratti. Non capire spaventa il paziente, già inquieto di fronte all'idea di assumere qualcosa di nuovo.

Non solo: c'è un altro elemento di cui dobbiamo parlare, e che rende più difficile il reclutamento dei malati nei *trial* clinici: il pregiudizio del paziente nei confronti della casa farmaceutica e forse anche del medico. Il malato si domanda infatti cosa ci sia dietro, se magari il ricercatore viene pagato per quella o l'altra sperimentazione. Ne fa anche una questione economica. E questa diffidenza pesa sulle sue scelte.

Non dobbiamo dimenticare anche il fatto che entrare in un *trial* significa non sapere se sei nel braccio che prenderà il farmaco o in quello che prenderà il placebo. Molti pazienti, infatti, non aderiscono agli studi perché temono di essere trattati solo con il placebo e quindi di correre il rischio di peggiorare la malattia, anche se è ovvio che i *trial* sono costruiti in modo da assicurare la *safety* del paziente in primo luogo.

Infine c'è di certo lo spavento di fronte ai rischi inclusi nel consenso informato, a tutti i possibili effetti collaterali del nuovo farmaco, come sostiene Silvio Danese. A questo proposito, non dimentichiamo che abbiamo avuto un caso, recentissimo e proprio in un trial sulle MICI, di farmaco biologico bloccato dall'Agenzia Europea del Farmaco in fase di pre-commercializzazione per rischio di *safety*. Sapere di casi come questo ha avuto un effetto negativo, inutile negarlo.

DM   **Qual è la sensazione del malato di fronte alle promesse della ricerca?**

MG   Dopo molti anni credo che, finalmente, i malati di Crohn e colite ulcerosa possano iniziare a sperare, anzi, osare farlo. All'inizio ci siamo messi insieme perché eravamo spaventati da queste malattie, ora invece abbiamo una speranza da condividere. Quello che più temo, però, è che per arrivare al futuro descritto da Silvio Danese, per far sì che le prospettive di crescita diventino concrete, servono investimenti enormi e trovare fondi da destinare alla ricerca per queste patologie è difficilissimo. Numericamente siamo sui trenta milioni di euro di investimento, all'anno, per la ricerca con soldi provenienti dalle associazioni di pazienti: molto poco e molto meno di quello riservato ad altre patologie di diffusione confrontabile a quella delle MICI.

CAPITOLO 3 VIVERE CON LE MICI

3.1 L'alimentazione

DM Le malattie infiammatorie croniche intestinali, lo abbiamo detto, accompagnano chi ne soffre praticamente per tutta la vita. Insorgono nell'adolescenza e cambiano lo stile di vita del malato. Serve allora capire quali siano le regole che consigliate. A partire dall'alimentazione. Chi soffre di malattie infiammatorie croniche intestinali deve seguire una dieta particolare? Ha bisogno del nutrizionista?

SD Quando prescriviamo la terapia, dobbiamo pensare anche a tranquillizzare il paziente. E cominciamo col dirgli che può fare una vita regolare e mangiare di tutto.

DM Mangiare di tutto? Sembra una contraddizione.

SD Ma non lo è. Malgrado tutti i pazienti chiedano cosa mangiare o meno, non ci sono studi che indichino quali siano i cibi a rischio e quali no per i malati di MICI. Gli unici alimenti da evitare sono le fibre nelle fasi acute, perché se uno soffre già di diarrea, più fibre mangerà più spesso correrà in bagno.

MG Non solo, noi sappiamo che nelle fasi di malassorbimento – quelle in cui la malattia è particolarmente attiva e l'intestino assorbe meno a causa dell'infiammazione – il fabbisogno calorico diventa molto alto.

Il fuoco dentro. Daniela Minerva © Springer-Verlag Italia 2011

Pensiamo quindi che possa essere prezioso avere accanto un esperto che tenga conto di questi aspetti. D'altra parte, è importante garantire sempre al paziente, che per dolore smette di mangiare, un apporto nutrizionale adeguato.

SD   È anche importante ricordare che nelle persone magre il rischio di infezioni aumenta, per questo è necessario cercare di mantenere sempre un adeguato apporto calorico. Lo stesso per coloro che devono sottoporsi a interventi chirurgici: essere iponutriti può predisporre a complicanze.

3.2   Il supporto psicologico

DM   Il carico psicologico è molto forte. È questo un aspetto di cui tener conto?

SD   Certo, e infatti a molti pazienti consigliamo anche il supporto psicologico, almeno all'inizio e a prescindere dall'età, questo perché un aiuto può favorire l'accettazione della malattia, facilitarne la convivenza e può servire a non aver paura di fare quello che si faceva prima di ricevere la diagnosi.
Perché una delle paure tipiche dei pazienti è quella di uscire, sono terrorizzati dall'idea di non trovare un bagno. Addirittura oggi hanno la mappa del Gambero Rosso dei bagni.

DM   Cos'è la mappa del Gambero Rosso dei bagni?

MG   Le associazioni di tutto il mondo stanno sviluppando un'applicazione che permetterà ai nostri soci di sapere sempre dove sono i bagni pubblici disponibili, quali sono aperti e quali no. Questo può essere di grande utilità per il malato, soprattutto nelle fasi attive della malattia, quando avere a disposizione un bagno e sapere dove trovarlo è fondamentale. Oggi posso solo constatare che, di fatto, nella quasi totalità dei pazienti si sviluppa una sorta di capacità inconscia, quando si entra in un luogo pubblico o in una stanza, di individuare subito il numero e la posizione dei bagni.

DM **Parliamo allora delle eventuali difficoltà a gestire le relazioni sociali.**

MG Per chi soffre di MICI costruire delle relazioni sociali non è affatto facile, soprattutto per un *teenager*. I dolori e le ricadute delle malattie costringono a lungo a casa il giovane paziente, magari anche per sei mesi, e in quel tempo, a quell'età, cambia tutto. E non dimentichiamoci che i *teenagers* sanno essere anche crudeli: il malato per loro diventa un facile bersaglio da colpire con battute o attacchi di bullismo, in più con patologie come queste, che riguardano una sfera così intima e delicata, tutto diventa più complicato.

Così com'è difficile costruirsi delle relazioni affettive: stare vicino a una persona con queste malattie è pesante, la cosa richiede uno sforzo notevole, una disponibilità all'aiuto che non tutti sono disposti a offrire. A me è capitato di vedere sfumare un rapporto importante, dopo che la mia compagna è venuta a sapere della malattia, e la mia reazione è stata, più che di delusione, di rabbia, un sentimento che però mi ha fatto reagire. Quando è successo ero in associazione, e ho iniziato a sfogare la mia rabbia lì, attivandomi a fare qualsiasi cosa e da quel momento è nato gran parte di quello che ho fatto successivamente.

Attenzione, però, a generalizzare. Molti, ogni giorno, dimostrano di essere capaci di costruire relazioni sociali e affettive, stabili, solide e importanti. È questo il messaggio che deve passare.

DM **Questo ci porta a parlare del supporto psicologico: Silvio Danese dice che viene offerto sin dall'inizio della terapia farmacologica, ma questo non rischia di mettere il paziente nella condizione di osservato speciale?**

SD Noi ci limitiamo a offrirlo, spetta al paziente capire poi se ne può o meno avere bisogno. Ma il vero problema è che spesso i pazienti non solo rifiutano il supporto psicologico, ma non accettano le terapie, e il rischio è che noi, come medici, troppo spesso siamo così occupati nella nostra *routine* che non riusciamo a parlare tanto quanto vorremmo col malato, a spiegare tutti gli aspetti della malattia e l'importanza dell'adesione ai trattamenti farmacologici. In questo senso sarebbe necessario dare forza al *team*: il ruolo del medico potrebbe essere completato dalla figura di un infermiere specialista che, insieme a quella dello psicologo, riesca a dare più ascolto al paziente, qualcuno cioè che lo aiuti a relazionarsi con la patologia.

DM Cosa ne pensano i pazienti del supporto psicologico?

MG Come dice Silvio Danese è una possibilità. L'approccio giusto è quello di mettere a disposizione un servizio, poi comunque deve essere la persona a sentirlo come necessario e ad avvalersene. Personalmente ritengo che non sia sempre indispensabile; per noi è molto importante sottolineare che potrebbe essere un bisogno della persona e non è un bisogno di tutti i malati di MICI, che magari finirebbero con l'apparire persone in qualche modo complessate, mentre non è affatto così.

Molti, ogni giorno, vivono la malattia con normalità, altri con aggressività, moltissimi raggiungono il successo: dipende dalla variabilità individuali e dalle fasi della malattia. In alcune fasi un supporto può servire, ma il modo in cui questo può arrivare può essere diverso: in certi casi può essere raccomandabile andare dallo psicologo, in altri l'aiuto può arrivare dai gruppi di *self-help* negli ambulatori o da quelli che abbiamo nelle associazioni, o magari da altri malati in un rapporto personale di amicizia. Frequentare persone con la stessa patologia, infatti, può essere un modo per trovare strategie di gestione della malattia, per affrontare problemi comuni, per trovare piccoli trucchi che aiutino a superare degli ostacoli.

Sotto questo profilo anche Internet ha offerto uno strumento prodigioso: molti dei forum attivi che affrontano queste patologie, quelli seri, fanno un lavoro egregio, perché danno la possibilità di incontrarsi e di scaricare le proprie ansie, di gestire con gli altri le paure più comuni. Ricordiamoci che dietro queste patologie c'è molto imbarazzo, e magari la possibilità di confrontarsi *online*, facendo anche domande sciocche, quelle che forse non si farebbero neanche al proprio medico, può essere d'aiuto.

DM **Quanto pesa sull'accettazione e gestione della malattia il fatto che questa coinvolga il sistema immunitario, che appare ancora come un oggetto misterioso, difficile da capire per i non-specialisti?**

MG Pesa tantissimo e questa caratteristica delle MICI penso abbia comportato anche un cambiamento culturale importante nel corso degli anni. Chi ha avuto una diagnosi parecchio tempo fa, infatti, si è dovuto dapprima abituare al fatto di avere una malattia intestinale, e solo in un secondo tempo ha dovuto adattarsi all'idea di avere una patologia in cui il sistema immunitario gioca un ruolo fondamentale.

Lo spostamento dei piani ci ha anche obbligato a comunicare il tema delle patologie infiammatorie croniche intestinali in maniera differente: prima, per spiegare ai malati la loro patologia si mostravano le immagini di un intestino normale e di uno danneggiato; ora si va oltre, si parla di cellule e mediatori dell'infiammazione, e non è sempre facile arrivare al nocciolo del problema. Così i malati percepiscono di essere in mezzo a un *puzzle* di difficile soluzione, del quale i medici non comprendono molte cose.

E infatti, sappiamo che si tratta di una patologia autoimmune, ma le vere cause sono ancora sconosciute e questo ha un impatto notevole sul malato e sulla sua famiglia. Non conoscere l'origine della propria malattia può dare adito a qualsiasi sospetto e spesso diventa un facile alibi per giustificare qualsiasi tipo di colpevolizzazione. Uno delle cose che mi capita più spesso in associazione è quella infatti di parlare con genitori che sono convinti di aver trasmesso o determinato l'insorgere della malattia nei figli. E questo è un ulteriore fardello da portarsi dietro.

SD C'è anche un aspetto tecnico che pesa. Quando si prescrivono farmaci che abbassano le difese immunitarie, e dobbiamo farlo, si crea un ulteriore allarme: i pazienti si impressionano, si domandano che cosa effettivamente facciamo queste sostanze. Molti hanno paura, in questo modo, di essere esposti a un aumento delle infezioni, di non poter fare una vita sociale tranquilla. Le grandi epidemie, in generale, fanno paura all'uomo e, ogni volta che scoppia una nuova influenza, molti corrono a vaccinarsi. Figuriamoci gli effetti di questi allarmi ciclici su un malato cronico.

DM **Che percezione ha in genere il malato del proprio rapporto con il medico? Sente di essere seguito nel modo opportuno?**

MG Qualche anno fa abbiamo fatto una ricerca insieme a EFCCA (la Federazione Europea delle Associazioni di malati di MICI) proprio a proposito del rapporto medico paziente e abbiamo notato come i due soggetti avessero una percezione dello stesso colloquio molto diversa: in più del 60% dei casi il medico dava un feeedback positivo della visita che invece il malato aveva percepito come negativa.

Va però detto che non sempre è colpa dei medici e che spesso il problema è di tipo strutturale: la visita dal gastroenterologo non dura più di quindici minuti sia per gli impegni incessanti del sanitario sia per i costi che gli ospedali devono poter contenere, di conseguenza il medico non ha la possibilità di dedicare al paziente tutto il tempo di cui egli avrebbe invece bisogno.

Proprio per questo stiamo sviluppando dei progetti che permettano di ottimizzare il tempo dedicato alle visite, per esempio attraverso un questionario in cui il paziente mette tutte le informazioni che sono richieste di *routine*. Inviando il questionario all'ambulatorio prima della visita, magari unito anche agli esiti degli esami clinici, in sede di appuntamento medico e malato avranno più tempo per confrontarsi approfonditamente su altre questioni che ruotano intorno alla malattia. Un progetto come questo permetterebbe di ottimizzare molto i tempi e la qualità delle visite.

SD Sono d'accordo e sono fortemente convinto che parlare e spendere un po' di tempo in più con il paziente sia efficace quanto una medicina. Il dialogo è molto utile, serve a mantenere alto l'umore stesso del paziente.

DM **Mi ha colpito il fatto che entrambi abbiate detto che medico e paziente devono, nei fatti, lavorare insieme sulla terapia. Il malato è informato, partecipa direttamente alla gestione della patologia, e il suo contributo è essenziale anche nella ricerca, soprattutto in casi di patologie che coinvolgono un limitato numero di persone. Voi come medici come interagite con i pazienti su questo fronte?**

SD Noi lavoriamo tantissimo con l'associazione di pazienti nel cercare di promuovere la ricerca, sia clinica che di base, e coinvolgendo il più possibile il malato. Come medici, poi, organizziamo incontri educativi con i pazienti, in cui informiamo le persone sui progressi della ricerca e sui prossimi passi da compiere. Nel nostro Centro per esempio non ci limitiamo a questo, ma ogni anno a Natale inviamo ai pazienti la *Happy New Year Letter*, una sorta di augurio, con cui ringraziamo il paziente perché ha partecipato agli studi di base e clinica, alle nostre iniziative, o semplicemente per aver avuto fiducia nei nostri confronti. In più la lettera è usata anche per divulgare i risultati raggiunti, per far capire concretamente ai malati a cosa serve la loro collaborazione, che fine fanno in pratica esami del sangue e donazione di materiale biologico. Quest'anno per esempio abbiamo informato i nostri malati che è aumentato il numero di pazienti afferenti alla struttura e che abbiamo aperto un nuovo ambulatorio pediatrico di collaborazione. In pratica abbiamo fatto sì che la transizione per i più giovani, dal pediatra al gastroenterologo – che avviene in genere in prossimità dei 16-18 anni – sia la più tranquilla possibile, attraverso la cosiddetta *transition clinic*, ovvero la sovrapposizione delle due figure mediche almeno all'inizio di questo passaggio. Un'altra novità invece è stata l'istituzione di una nutrizionista dedicata per gli adulti.

DM   **Molti suoi colleghi pensano, invece, che il paziente troppo informato, consapevole della propria condizione e dei progressi della ricerca, può essere un problema per il medico che poi deve averlo in cura.**

SD   E in alcuni casi è così, ma solo se il medico o il centro di cura sono meno aggiornati del paziente stesso. In questo caso il malato può percepire una mancanza da parte del suo dottore e questo mina il rapporto di fiducia tra paziente e dottore.

MG   Un paziente ben informato è sempre un paziente più facile da gestire anche per il medico, perché diventa più semplice capirsi e collaborare, anche nell'adesione alla terapia. Certo il rapporto non è stato sempre facile: quando iniziai a lavorare in associazione, infatti, mi resi subito conto che, a parte qualche medico entusiasta all'idea di un gruppo di malati che si mettevano insieme per supportarsi a vicenda e per trovare delle soluzioni comuni ai propri problemi, la maggior parte dei dottori vedeva il paziente informato come un pericolo.

Questo accadeva e talvolta ancora accade perché più una persona è consapevole, più fa richieste, e più è in grado di rendersi conto se il medico che ha davanti è preparato. E io penso che esercitare questo tipo di pressione abbia fatto bene anche ai dottori, e abbia contribuito ad alzare il loro livello di preparazione, a spingerli ad aggiornarsi. Oltre che ad aumentare la collaborazione tra i due "lati del tavolo". E poi, diciamolo: i medici che da sempre hanno voluto collaborare con noi, hanno fatto moltissimo, anche per cambiare l'atteggiamento dei colleghi meno entusiasti.

3.3 Dilemma Internet

DM Quanto è utile il supporto di Internet, o quanto invece serve ad alimentare le paranoie, a fornire notizie sbagliate?

SD Personalmente credo che Internet sia un ottimo supporto, anche se spesso in rete sono raccontate le storie più drammatiche, che lette dai malati possono contribuire a creare ansia. Questo lo vediamo anche in ambulatorio: la prima volta che arrivano dal medico i pazienti sono tranquilli, perché siamo chiari sul fatto che è una malattia benigna. Ma già alla volta successiva sono allertati, riferiscono di aver letto storie drammatiche, di persone che perdono tutto l'intestino e sono costrette a ricorrere a una stomia. Questo per noi è un problema, perché dobbiamo spiegare che esistono casi e casi, così come per l'appendicite esistono casi gravi, di sepsi e poi morte. Dobbiamo spiegare cosa c'è di vero nelle informazioni che hanno avuto, come vanno interpretate. Quello che diciamo è che se vogliono utilizzare internet e *social network* per informarsi, è bene però che non si fidino troppo di quel che leggono, e che magari ne parlino col medico e con l'infermiere dedicato.

MG Il problema della cattiva informazione su Internet purtroppo c'è. Uno dei rischi che noi come associazione vediamo è la tendenza dei pazienti all'autodiagnosi, all'auto-terapia, e ovviamente stiamo cercando di combatterla. Il forum, ad esempio, per noi è utile nel momento in cui offre uno spazio di confronto e di mutuo supporto, e chiaramente deve essere moderato con intelligenza.

Il rischio della Rete poi non è solo quello dei forum che distribuiscono informazioni sbagliate, ma anche quello dei siti di pazienti che magari si sono curati con medicine omeopatiche o terapie alternative e che, per motivi a noi ignoti, hanno la sensazione di stare meglio. Informazioni così vaghe e legate a storie personali, non sempre accertabili, possono fare molti danni ai pazienti. È raccomandabile che i siti che si consultano siano quelli controllati da un comitato medico

41

scientifico, come quelli delle associazioni del nostro circuito. Credo, però, che se un malato fa fortemente riferimento a Internet, questo riveli un problema serio nel suo rapporto col medico e la struttura che lo ha in cura: se un malato decide di seguire un consiglio trovato su uno sperduto sito Internet anziché seguire quello del proprio specialista, è evidente che non si fida di chi lo ha in cura. Internet ha portato benefici e rischi, noi dobbiamo lavorare per offrire un buon servizio, le persone poi sono sempre libere di utilizzarlo o meno, di ritenerlo o meno affidabile.

DM   **Il rischio che web e social network inducano i pazienti a fare scelte sbagliate è molto serio. Cosa si potrebbe fare?**

MG   Noi come associazione europea, proprio su questo tema, stiamo lanciando un programma che si chiamerà *European IBD (Inflammatory Bowel Diseases) Library*, dove verranno raccolte tutte le informazioni certificate e medicalmente affidabili. Una libreria a libero accesso online, un grande investimento di tempo e di risorse umane.

CAPITOLO 4 COMUNITÀ

4.1 I cittadini e la legge

DM Finora abbiamo parlato molto dell'impatto della diagnosi e della conseguente terapia sulla vita del singolo malato. Passiamo a considerare la comunità dei malati, soggetti giuridici e cittadini. E cominciamo a contarli: quanti sono i malati di malattie infiammatorie croniche intestinali in Italia?

MG Non lo sappiamo con esattezza, le stime parlano di un numero compreso tra centomila e duecentomila. In passato è stata più volte avanzata la proposta di contare i malati di MICI attraverso il numero di esenzioni. Ma si tratta di un metodo che non può funzionare sia per la distribuzione a macchia di leopardo delle esenzioni, sia perché spesso il malato che ha diritto ad altre esenzioni, come quella per reddito o per età, usa quelle e sfugge quindi al calcolo. Da anni come associazione ci stiamo battendo per avere un registro delle MICI, non solo per avere la possibilità di contarci, ma anche per essere di aiuto alla ricerca. Questo perché avere a disposizione una banca dati di tutte le informazioni sulla storia clinica e sulle terapie può essere di grande aiuto ai ricercatori, e aiuterebbe anche la collaborazione tra malati e autorità.

Per ora quello che abbiamo ottenuto in Italia è un progetto pilota di registro in Toscana, l'unica regione che si è mostrata interessata alla nostra proposta. Se riusciremo a partire in Toscana credo che poi ci potrà essere un effetto domino anche nel resto del paese. Per

43

Il fuoco dentro. Daniela Minerva © Springer-Verlag Italia 2011

quanto riguarda l'Europa, invece, oggi esiste un solo registro completamente funzionante in Finlandia.

DM   **Le esenzioni di cui oggi dispongono i malati sono adeguate alle loro esigenze?**

MG   Non completamente. Il problema principale è che la loro definizione è molto datata. La maggior parte delle esenzioni sono state definite negli anni Novanta, tranne qualche revisione dell'inizio del 2000. Le conquiste, soprattutto quelle della diagnostica, degli ultimi dieci anni sono quindi rimaste fuori dalle esenzioni, come accaduto per la risonanza magnetica. Al contrario sono rimasti in esenzione esami sì importanti, ma che si praticano molto meno rispetto al passato, come il clisma opaco del colon.

E poi, la normativa è piena di piccoli incongrui, per esempio a proposito della colonscopia: è esente la pancolonscopia, ma non la sigmoidoscopia; o ancora, l'esame per il ferro è garantito, ma non quello per la ferritina. Tutto questo è dovuto al fatto che non è stato fatto un piano di esenzioni, ma i diversi interventi si sono accumulati in vent'anni, senza un razionale alla base.

Sarebbe invece necessaria una revisione, fatta di concerto con i medici, che sia basata sulle evidenze scientifiche.

Qualcosa, come associazione, in realtà, lo abbiamo fatto: collaborando con la GSMII di allora, ora IG-IBD, ovvero l'associazione dei medici gastroenterologi che si occupavano di MICI, nel 2002 facemmo il punto sullo stato dell'arte degli esami che i clinici a quel momento ritenevano utili per la gestione della malattia, e abbiamo fatto la nostra proposta. Il risultato, almeno su carta, fu ottimo; le nostre deliberazioni furono formalmente approvate e in gran parte anche riconosciute nei LEA. Ma, complice la caduta del governo di allora e il destino dei LEA, ancora in discussione, di fatto quel lavoro è rimasto qualcosa di astratto. Ma noi vogliamo, comunque, che ciò che era stato inserito nei LEA diventi un diritto, ancorché con altri strumenti, ma con lo stesso contenuto.

)M In termini di accesso ai farmaci, siete soddisfatti?

∧G Se da una parte la situazione sociale del malato è migliorata negli anni, è comunque chiaro che ci sono ampi margini di miglioramento. In primo luogo andrebbe garantito un trattamento paritario su tutto il territorio nazionale in termini di accesso alle terapie. Ancora oggi infatti in alcune regioni si paga il ticket su alcuni farmaci e in altre no, ovvero ci sono casi in cui da una parte l'equivalente per un medicinale c'è e viene considerato tale e dall'altra no. Prendiamo l'esempio della mesalazina, per la quale formalmente esiste il generico. Commercialmente esiste un'altra tipologia di farmaco brandizzato, per il quale in alcune regioni si paga il ticket integrativo, come in Lombardia, e in altre no, perché cambia appunto il concetto di equivalenza. La questione infatti non è così semplice, i due farmaci, generico e brandizzato non sono equivalenti. Questo per alcuni pazienti è molto importante: a seconda delle zone colpite dalle malattie infiammatorie croniche intestinali può infatti servire un tipo di mesalazina che si rilascia prima o dopo. Un generico con un solo punto di rilascio potrebbe essere utile così come potrebbe non esserlo, se la malattia fosse più alta o più bassa del sito di rilascio. Pagare il ticket integrativo può significare avere una spesa di dieci, quindici euro a scatola, cifra da non sottovalutare. Come abbiamo fatto per altre regioni, in Lombardia dovremmo fare ricorso per ottenere l'esenzione dal ticket. Questo della mesalazina è un caso, per ora l'unico, ma le cose potrebbero cambiare in futuro con la scadenza di altri brevetti, come sarà a breve per l'azatioprina.

Il concetto è che noi siamo sicuramente favorevoli al generico nel momento in cui è realmente equivalente, è una potenzialità che può portare a un taglio dei costi e a un beneficio per tutti. Se però c'è il dubbio che l'equivalenza non ci sia – e in questo la collaborazione con i medici specialisti può aiutare a capire la farmacocinetica, a tenersi informati – bisogna vigilare.

45

DM Al di là del caso della mesalazina, cosa possiamo dire sull'accesso ai farmaci?

MG Tendenzialmente i principali farmaci che vengono utilizzati oggi sono tutti in esenzione, o per via diretta o per specifiche indicazioni del gastroenterologo, attraverso le note AIFA. Alcuni limiti però ci sono, per esempio sui gastroprotettori, molto usati soprattutto nella fase di terapia cortisonica. Infatti c'è l'esenzione per l'omeprazolo e gli omeprazolo derivati e non più, in alcune regioni come la Lombardia, per la ranitidina, un farmaco antico che ancora funziona e che ha anche il generico. Poi c'è l'esempio dell'anti-TNF: si fa in infusione in ospedale, non si paga il farmaco, ma l'infusione sì, una quindicina di euro.

DM C'è uniformità sul territorio nazionale?

MG Purtroppo no, perché ancora oggi il biologico è visto come un peso enorme per i bilanci della struttura che lo deve offrire.

DM Quanto costa una terapia con anti-TNF?

MG Il trattamento di un paziente in terapia biologica costa sui diecimila euro all'anno. Se però le somministrazioni sono invece su base settimanale o bisettimanale, si può arrivare a duemila euro al mese, circa ventimila l'anno. Consideriamo però che il biologico si usa al massimo per 1-2 anni, a volte in modo ciclico, a meno di non immunizzarsi.

DM Un costo neanche paragonabile a quello del cortisone...

MG Esattamente: per il cortisone oggi ci vogliono circa dieci euro al mese, più o meno cento l'anno. Ma quello dei costi è un concetto molto relativo. Per esempio alla metà degli anni Ottanta, primi Novanta, in Svezia andava di moda rimuovere il colon al paziente *nonrespondent* con l'azatioprina al primo tentativo, a prescindere dall'età; una scelta non condivisibile. Il sistema sanitario ha sì risparmiato, ma la generazione di giovani stomizzati che ne è risultata è andata a pesare sul sistema previdenziale per invalidità. Senza contare gli effetti psicologici devastanti sul paziente.

DM **Dal punto di vista dell'accesso al farmaco cosa chiedereste: una maggiore omogeneità sul territorio nazionale, una maggiore aderenza alle linee guida esistenti?**

MG Entrambe le cose. Di sicuro chiediamo la stessa possibilità di accesso alle stesse condizioni in tutte le regioni, perché se è vero che la sanità è regionalizzata rimane fermo il principio di uguaglianza. In fondo, il federalismo sanitario è stato fatto anche per garantire una maggiore distribuzione delle risorse, in modo da mantenerle sul territorio evitando i viaggi della speranza, attraverso il potenziamento delle strutture locali. Ma se incominciamo a non dare lo stesso accesso ai farmaci in tutte le regioni, miniamo il razionale stesso del provvedimento.

Per quel che riguarda l'estensione, poi, credo che ad oggi quasi tutto quello che c'è sul mercato di realmente disponibile, vale a dire approvato, sia accessibile, tranne i casi appunto in cui si paga un ticket, una situazione spiacevole sì, ma in fin dei conti ragionevole. Teniamo conto infatti che se dovessimo pagare l'anti-TNF, non lo farebbe nessuno.

4.2 Le politiche sociali

DM **Qual è la situazione italiana confrontata con quella europea in termini di assistenza sanitaria e politiche sociali?**

MG È molto buona. Se è vero che abbiamo un sistema sanitario per tanti motivi criticabile, migliorabile e perfettibile, è altrettanto vero che il nostro SSN è sicuramente migliore di quello di tanti altri paesi. È vero, ci sono alcune regioni che limitano la rimborsabilità dell'anti-TNF alla sola fase di induzione, ma è anche vero che l'anti-TNF viene dato: ci sono paesi dell'Est europeo in cui ci sono solo poche decine di pazienti in terapia anti-TNF.

Una delle battaglie di EFCCA, la federazione europea delle associazioni, è appunto quella di garantire un accesso paritario ai biologici, oggi assicurato in parte in Italia, e abbastanza in Francia e Germania, anche se in quest'ultimo caso non so ancora per quanto. Recentemente infatti una trasmissione televisiva ha messo in luce come gli anti-TNF siano tra i farmaci più costosi per il paese, veicolando anche l'informazione che si tratti di un farmaco utilizzato per "misteriose malattie" come le MICI, spesso conosciute solo come dei brutti mal di pancia. Questa è cattiva informazione, fa passare un messaggio sbagliato.

DM **Un paziente con malattia infiammatoria cronica intestinale è invalido?**

MG L'invalidità è uno dei temi più complicati, perché spesso è difficile sovrapporre i casi: c'è chi può avere la malattia anorettale, chi soffre di stenosi alte, chi per anni non ha sintomi e poi all'improvviso sviluppa difficoltà a deglutire, chi ha subito molti interventi chirurgici e chi invece nessuno in vent'anni. In un paese come il nostro, in cui si sta cercando di rendere sempre più oggettivo il concetto di disabilità e invalidità e di raggruppare le patologie in classi, il caso delle MICI è complicato, difficile da collocare, appunto perché irregolare e variabile.

Per le malattie infiammatorie croniche intestinali inoltre, secondo me, si dovrebbe parlare a volte di disabilità flottante: una disabilità a tratti. Nelle fasi attive, infatti, la malattia può essere davvero disabilitante e invalidante, al contrario dei periodi in cui è sotto controllo ed è possibile gestire normalmente la propria vita e lavorare. In questo caso, un malato di MICI che avesse fatto richiesta di invalidità in teoria non ne avrebbe più bisogno e qui subentra il problema, perché il si-

stema non è elastico, non prevede, se non nell'unico caso della tubercolosi, un sistema flottante. Malattia di Crohn e colite ulcerosa possono infatti rappresentare una zona grigia, a metà tra l'essere invalidi
e il non esserlo, a seconda dell'attività della malattia stessa.

Questo ovviamente non si riferisce ai casi più gravi, quando cioè il
malato, a causa di ampie resezioni intestinali, non può nutrirsi se non
attraverso la pompa nutrizionale: l'invalidità per queste persone è
oggettiva, e arriva al cento per cento.

Infine va considerato anche il concetto di invalidità a livello psicologico: dobbiamo capire se davvero il malato con MICI vuole essere
classificato come disabile. Quello che noi suggeriamo in genere è di
fare una visita medico legale preventiva, per conoscere il livello
medio di invalidità e capire se ci siano dei benefici concreti nel fare
la richiesta.

DM   **Gli stomizzati si considerano invalidi?**

MG   Dipende: nel momento in cui lo stomizzato viene ricanalizzato e in
assenza di complicazioni, in teoria la malattia scompare o dovrebbe
farlo, e le conseguenti limitazioni – quali la sindrome dell'intestino
corto – possono essere tali da non comportare alti livelli di invalidità.

DM   **Quali sono i problemi che un malato con Crohn o colite ulcerosa**
può incontrare sul posto di lavoro?

MG   I datori di lavoro, anche se non lo ammettono, per lo più preferiscono
non assumere una persona con malattia di Crohn o colite ulcerosa. In
parte questo accade solo per ignoranza: molti non sanno ancora di
cosa si tratti nello specifico e nel dubbio preferiscono non correre rischi. Ma anche nel caso in cui l'imprenditore abbia le informazioni
necessarie, resta la paura che si verifichino assenze prolungate e,
quindi, la mancanza di produttività può certo spaventarlo.

DM   **Può avere accesso alle quote per invalidi?**

MG No. Anche nel caso in cui il malato abbia fatto domanda di invalidità, in genere la percentuale che gli viene riconosciuta non è tale da farlo accedere alle liste di collocamento obbligatorie. Mediamente l'invalidità riconosciuta è del 45%. Di conseguenza il datore di lavoro non ha nessun tipo di sgravio fiscale e nessun incentivo ad assumere il malato "problematico". Per questo, in alcuni casi, di fronte al rischio di non trovare lavoro, molti non dichiarano la propria malattia.

Ovvio che in questa situazione il pregiudizio giochi un fattore devastante, perché poi, nei fatti, ci sono molti datori di lavoro che riferiscono di malati lavoratori più motivati, perché, nel periodo in cui stanno bene, introducono meccanismi di compensazione e diventano i dipendenti che tutti vorrebbero avere.

DM **Cosa ci si aspetta per il futuro? Quali sono le vostre piattaforme rivendicative su disabilità e lavoro?**

MG Recentemente, la dichiarazione delle Nazioni Unite in tema di disabilità e di recupero al lavoro della persona disabile, ha aperto prospettive interessantissime che sono già in fase di recepimento da parte dell'Unione Europea. Nella dichiarazione si passa dal concetto di disabile come persona da aiutare al concetto di disabile come risorsa. Si tratta solo di una sorta di raccomandazione, della quale si potrebbe cominciare a prendere atto magari con una direttiva a livello europeo, cosa su cui stiamo lavorando molto insieme all'*European Disability Forum*. Questo potrebbe portare, se applicato correttamente, all'introduzione di una legislazione che miri a valorizzare il lavoratore disabile non solo in quanto tale – ovvero dandogli un lavoro con sgravi fiscali per il datore e risparmiando sulla pensione di invalidità – ma in quanto lavoratore comunque. Il concetto è quello di dare uno sgravio fiscale anche se il disabile occupa una posizione apicale all'interno di un'azienda. Questo, tradotto, significa mettere il paziente con MICI nelle condizioni tali da lavorare in modo che i suoi costi sociali siano ripagati dalla produttività. Purtroppo, anche su questo fronte, torna il concetto delle malattie croniche come una zona grigia che la politica e le stesse Nazioni Unite ancora non considerano: in alcuni casi si tratta di patologie che possono portare all'inabilità al lavoro temporanea, in altri all'invalidità. Anche per questo a livello europeo ci stiamo muovendo come associazione per far sì che la cronicità venga riconosciuta come elemento da valutare a sé, come terza classe rispetto a inabilità e invalidità.

DM **Quali potrebbero essere le soluzioni ad oggi disponibili per tutelare la posizione lavorativa del malato con MICI? E in futuro?**

MG Una soluzione potrebbe essere quella del telelavoro, uno degli aspetti meno conosciuti della riforma Biagi, che permetterebbe al malato con Crohn o colite ulcerosa di mantenere un livello soddisfacente dal punto di vista lavorativo e del reddito. Il concetto è trovare elementi di flessibilità per adattare il lavoro alle condizioni del malato e viceversa. Per esempio, una volta riconosciuta la condizione di cronicità come un fattore a sé stante potrebbe essere sviluppato un meccanismo sinusoidale di copertura come sistema di tutela nei confronti del paziente. Si tratterebbe in altre parole di elaborare una copertura che si espanda all'espandersi della malattia e che si contragga nel momento in cui la patologia entra in remissione. Insieme verrebbe garantito il mantenimento del posto di lavoro al malato e alcuni tipi di sgravi fiscali per il datore di lavoro, per una riconosciuta condizione di cronicità.

DM **Quindi la soluzione potrebbe essere un sistema elastico di assistenza previdenziale per il malato con Crohn e colite ulcerosa?**

MG Sì, l'idea è quella di un meccanismo previdenziale elastico. Non c'è bisogno di inventarlo, basta applicare quello presente per la tubercolosi alle malattie infiammatorie croniche intestinali.
In questo modo quando il paziente sta bene può lavorare, mentre

51

quando la malattia entra nella fase attiva, il suo contributo diventa quello di un disabile. Un sistema del genere certo comporta uno sforzo da parte del sistema medico legale italiano, ma credo anche che sarebbe molto più efficiente: per il malato, che continuerebbe a produrre, e per l'assistenza previdenziale, che entrerebbe in gioco solo in caso di bisogno.

DM **Il problema dell'invalidità e delle aspettative lavorative riguarda anche i giovani?**

MG Sì, succede spesso che i genitori di ragazzi con MICI chiedano se fare o meno domanda di invalidità o magari chiedano se sia o meno opportuno farli studiare. In entrambi i casi, genitori e ragazzi hanno paura di ciò che può accadere in futuro: temono di non riuscire ad affrontare un percorso di studi impegnativo prima e un lavoro poi.

Ma noi insistiamo a dire che, se vuole e trova il giusto supporto familiare, sociale e medico, una persona con MICI può fare qualsiasi cosa, l'importante è mettere il giovane o il bambino nella condizione di farlo.

Per questo è anche importante l'esistenza di gruppi dedicati ai giovani all'interno delle associazioni, che forniscano supporto e che cerchino di coprire questo aspetto specifico della malattia. Proprio a questo scopo risponde l'idea del progetto *Catch your dream Camp* per i bambini, su cui stiamo lavorando come associazione in Europa e che presto porteremo anche in Italia: luoghi dove i bambini con MICI ricomincino a giocare, a muoversi all'aria aperta, a socializzare con altri bambini nella stessa condizione, per veicolare il messaggio che si può convivere con le patologie senza rinunce. L'importante è conoscere bene la malattia, capire che ci sono dei momenti in cui la malattia pone un limite che non è il caso di superare, mentre al contrario, quando i sintomi scompaiono quel limite si può superare. Non è un caso che il progetto dei *camp* si chiami *Catch your dream*, persegui i tuoi sogni. Per ora l'idea sta prendendo piede con un gruppo di giovani adulti, successivamente passeremo ai teenager e quindi ai più piccoli.

OM   Qual è il pericolo dal punto di vista lavorativo e di studio per i malati cronici a "intermittenza"?

MG   Accettare una malattia con ricadute cicliche è molto complesso. Anche nelle persone che sembrano prendere meglio la malattia, quelle che nei momenti di stabilizzazione producono molto, investono sul lato lavorativo e privato, le ricadute cicliche possono avere degli effetti importanti. Stare male può spingere il paziente ad abbandonare tutte le conquiste raggiunte, e ciò è demoralizzante; si costruisce qualcosa che poi la malattia metterà in pericolo. Si può mettere a repentaglio la propria figura professionale per le continue assenze o magari anche un ciclo di studi in seguito al riaffacciarsi della malattia, che spesso, così come è tornata va via, lasciando al malato la scelta se ricominciare o meno tutto da capo.

OM   In sintesi, quindi, quali sono i prossimi passi da fare per quel che riguarda le tutele sociali dei malati con MICI nello scenario europeo?

MG   In primo luogo bisogna ridefinire il concetto di disabilità applicato alla malattia di Crohn e colite ulcerosa. Questo anche per un riconoscimento del malato in quanto invalido o meno, che preveda il contributo dei medici specialistici e dei pazienti stessi.

Il secondo passo, una volta definito il concetto di disabilità, è quello di definire la cronicità, cioè cercare di dare uno stato, una valenza giuridica al concetto stesso di malattia cronica. Questo significa porre fine all'idea che il malato cronico o è invalido o è inabile dal punto di vista lavorativo. La cronicità è un elemento a sé stante. Un paziente con malattia cronica è sì un malato, ma solo ciclicamente, nelle fasi in cui la malattia è latente può infatti lavorare e essere produttivo. Riconoscere la cronicità significa dare ragione al fatto che la malattia potrebbe ricomparire, in modo imprevedibile, e che questa ricomparsa possa essere in qualche modo tutelata. Ma riconoscerla come *status* a sé, serve anche per tenere in considerazione gli effetti che le terapie di lungo corso possono avere per la salute del malato e per le casse dello Stato in termini di costi diretti e indiretti.

Portare avanti queste due istanze richiede uno sforzo immane, richiede collaborazione con altre associazioni di pazienti, soprattutto per aumentare i numeri e quindi dar forza e credito alle nostre richieste. L'associazione con cui lavoriamo di più è quella dei malati di celiachia, perché abbiamo con queste persone un problema comune, quello della cosiddetta "disabilità nascosta", ma in genere la collaborazione con altre associazioni di patologie molto diverse, si sta rafforzando. Ora sono anche nel consiglio direttivo dell'*European Patient Forum*, il forum europeo delle associazioni di pazienti, e questa può essere una grande opportunità, sia per aumentare le interazioni con le altre associazioni, sia per dare risonanza alle malattie infiammatorie croniche intestinali attraverso un rappresentante di malattia di Crohn e colite ulcerosa.

54 4.3 Vivere in associazione

DM Qual è la motivazione principale che spinge i malati a riunirsi nelle associazioni?

MG Hanno paura e quindi vogliono condividere il timore nei confronti di queste malattie, vogliono farsi forza insieme e insieme trovare nuove terapie. Per questo credo che sarebbe utile uno statuto speciale per le associazione di malati, che preveda la possibilità di devolvere i soldi ai centri di ricerca, cosa non sempre facile con i limiti imposti oggi dalla legge. L'associazione in sé poi ha ruoli importantissimi: deve garantire i diritti degli ammalati, attraverso le esenzioni, l'accesso ai migliori trattamenti possibili e le tutele sociali e deve offrire dei servizi di informazione, di organizzazione di incontri e di finanziamento alla ricerca. Poi, è chiaro che ognuno entra in associazione per motivi e scopi personali.

)M   **Perché lei è entrato nell'associazione?**

MG   Fondamentalmente come ho già detto, per rabbia: volevo fare quanto in mio potere per evitare che altre persone venissero a conoscenza di avere questo tipo di malattia in modo poco umano, come era successo a me, a causa di un medico incapace di comunicare, e non tanto per quel che riguarda i sintomi quanto piuttosto per le prospettive di vita futura. Credo che al contrario sia un dovere dell'associazione dare un messaggio di speranza, pur nella consapevolezza che ci sono dei casi in cui la malattia e i dolori hanno il sopravvento sulla vita del malato. Entrare in associazione per me è stata una vera opportunità di vita: la malattia mi ha trasformato, mi ha permesso di superare la timidezza e diventare quello che sono oggi. Anche perché, onestamente, avevo poche scelte, le stesse che ha ogni malato con queste patologie: o rimanere fermo e chiuso nella mia malattia, nelle vicinanze del bagno, o provare a uscire e vedere quello che poteva succedere. Ho scelto di uscire e ne è valsa la pena, anche se fare questa scelta non è sempre facile, perché la cosa comporta uno sforzo pazzesco, perché la voglia di fermarsi, di rinunciare a volte è forte, soprattutto dopo ogni battuta d'arresto che la malattia ti impone.

55

DM   **Come è cambiato nel tempo il ruolo dell'associazione?**

MG   Come associazione abbiamo avuto più fasi. All'inizio, negli anni Ottanta, era percepita come un pericolo da alcuni medici, perché rappresentava un nuovo modo per il paziente di entrare nella sua malattia e di partecipare direttamente alle decisioni. Questo perché, come dicevamo prima, il paziente diventava sempre più informato e faceva richieste, voleva capire. Ma ciò ha avuto i suoi benefici, come spingere i medici ad alzare il proprio livello di preparazione.

In una seconda fase, l'associazione per i medici è stata un luogo cui delegare la gestione dei pazienti e non è stato un bel periodo, ma ha comunque permesso di aumentare il numero degli associati e di stringere più relazioni con il mondo dei medici. Questo col tempo ha permesso di sviluppare una sorta di collaborazione tra le due figure, con beneficio di entrambi.

Oggi infatti noi aiutiamo direttamente i medici e i ricercatori nel reperimento e nella gestione dei fondi per la ricerca, nella disseminazione dei risultati. E lo abbiamo potuto fare grazie solo a un progresso di professionalizzazione che abbiamo maturato nel tempo, che ci ha permesso di evolvere da semplice aiuto volontario a forza attiva, capace di fare *lobby*, di far sentire il proprio parere.

Purtroppo c'è il rischio che questo vada a scapito dell'assistenza diretta e del servizio offerto all'ammalato, che deve essere compensato, ma sempre sulla strada della professionalizzazione: assumendo persone che svolgano un determinato lavoro con competenza. Solo così potremo migliorare ancora, riuscire a tutelare meglio gli ammalati.

DM I pazienti una volta entrati in associazione ci rimangono per sempre?

MG No, non lo fanno e questa è una cosa che mi dispiace molto. Anche in EFCCA, che è un esempio di successo per il tasso di crescita degli ultimi tre anni in termini di *budget* e *membership* – c'è ancora molto *turnover*, i malati cioè si iscrivono per un periodo, poi magari non lo fanno per qualche tempo e poi ritornano. E questo riflette proprio l'andamento della malattia, per cui quando il paziente sta male si iscrive, quando è in remissione, invece, si allontana.

Anche in Italia le cose vanno in questo modo: abbiamo cinquemila soci, pochissimi, ma se contiamo tutti quelli degli ultimi cinque anni arriviamo a ventimila. Da una parte, come ho detto, questo mi dispiace, ma dall'altra devo riconoscere che è anche un buon segno, perché significa che i pazienti stanno bene e non pensano più alla malattia.

Va riconosciuto, comunque, che, anche una volta fuori dal gruppo, il paziente continua a essere attento ai problemi delle malattie infiammatorie croniche intestinali, come vediamo dalle donazioni che arrivano con il cinque per mille, molto maggiori del numero dei nostri associati, e che probabilmente comprendono anche gli ex-associati.

DM   **Cosa crede che manchi all'associazione italiana?**

MG   Credo che l'associazione debba trasmettere un messaggio di unità che ancora manca. Molto spesso infatti, anche tra gli associati, c'è la tendenza a concentrarsi sul proprio intestino, una cosa piuttosto normale e naturale, ma che nel lungo termine non giova, neanche al malato. Insieme riusciremmo ad avere più voce, a fare più cose proprio per noi. Ma creare un'associazione unica a livello nazionale non è stato affatto facile.

DM   **E cosa si dovrebbe fare per ottimizzare il ruolo di associazioni come AMICI?**

MG   In primo luogo bisogna coordinare le diverse strutture regionali attraverso il potenziamento della struttura unica e la sua professionalizzazione. Per esempio liberando i volontari da tutta una serie di attività routinarie, come la gestione amministrativa dei soci o piuttosto la redazione della rivista; ricominceremmo a guadagnare tempo che potrebbe essere utilizzato in un altro modo. Avere figure professionali dedicate a compiti specifici, che facciano solo quel lavoro, ovviamente stipendiate, può essere molto utile all'interno dell'associazione, oltre che necessario su alcuni temi, come può essere quello della gestione della raccolta fondi. Credo però che la rappresentanza delle associazioni debba comunque essere affidata a qualcuno che la malattia ce l'ha o l'ha conosciuta molto da vicino, per esempio attraverso un figlio, perché ci sono aspetti che solo se vissuti sulla propria pelle, possono essere trasmessi.

DM   **Come impiega il cinque per mille AMICI?**

MG   Il cinque per mille è stata una delle iniziative più lodevoli che siano state fatte in questo Paese perché è stato il riconoscimento non solo del ruolo del volontariato, ma anche della sua reale sussidiarietà, perché quello che facciamo ogni giorno in associazione è qualcosa che lo Stato non farà mai, perché non in grado di farlo. Il fatto di dare la possibilità di avere un ritorno economico e di avere una gestione diretta di questi soldi è una cosa utilissima. AMICI si è impegnata a donare il cinque per mille che riceve alla ricerca, visti i limiti alla finanziabilità della ricerca posti dall'attuale legislazione. Con il cinque per mille raccogliamo circa centosettanta mila euro l'anno e ci posizioniamo tra le prime cento Associazioni in Italia e in continua crescita.

DM **Crede che AMICI, nella raccolta fondi, possa essere danneggiata da altre associazioni più piccole?**

MG Il pericolo c'è anche se minimo e credo che il rischio, latente, sia solo quello di danneggiare gli interessi degli ammalati con MICI. Questo perché microassociazioni sparse sul territorio magari riescono anche loro a raccogliere qualche cinque per mille, ma si tratta di cifre piccolissime, con cui di fatto si fa molto poco, e che avrebbero potuto essere invece addizionate a quelle di associazioni più grandi. Io penso che la frammentazione non aiuti, già siamo pochi come malati e poco ascoltati. Separarci non può giovarci in alcun modo.

APPENDICI

5. LE MALATTIE INFIAMMATORIE CRONICHE INTESTINALI

Le malattie infiammatorie croniche intestinali, abbreviate come MICI (anche riferite come IBD, dall'inglese *Inflammatory Bowel Diseases*) sono patologie a carico dell'apparato digerente che si manifestano con infiammazioni persistenti e successive ulcerazioni a livello intestinale. Si tratta di malattie causate da alterazioni del sistema di difesa, che invece di attaccare e distruggere gli agenti estranei all'organismo (*non self*), scatena le proprie reazioni verso le componenti *self*, ovvero propri del corpo stesso. Si calcola che in Italia ne soffrano circa duecento mila persone (si tratta di una stima, dal momento che non esiste a oggi un registro epidemiologico nazionale per le malattie croniche infiammatorie intestinali). In genere le malattie insorgono in età giovanile, tra i 15 ai 35 anni, e hanno la stessa frequenza di incidenza sia negli uomini che nelle donne.

Nel gruppo delle malattie infiammatorie croniche intestinali si identificano due diverse patologie: la malattia di Crohn e la colite ulcerosa. I sintomi sono simili: dolori addominali, diarrea, spossatezza, perdita di peso e nel caso della colite anche sanguinamenti a livello rettale. Hanno cause ancora in gran parte sconosciute, ma probabilmente dovute alla combinazione di più fattori, come quelli ambientali e genetici. Si osserva infatti che i figli di genitori affetti da queste malattie hanno in media una probabilità maggiore degli altri di soffrirne.

Tra le varie ipotesi avanzate per spiegare l'origine di queste malattie, la più recente è quella proposta da alcuni ricercatori dell'Università di Colonia in collaborazione con l'Università di Mainz e l'EMBL di Monterotondo in uno studio pubblicato su Nature (Nenci A. et al., *Nature* 446, 557-561, 2007). La ricerca, condotta su modelli animali, ha evidenziato il ruolo

61

Il fuoco dentro. Daniela Minerva © Springer-Verlag Italia 2011

centrale di una molecola coinvolta nelle risposte immunitarie di prote-zione dell'intestino (chiamata NF-kB). Lo studio ha dimostrato che, nei topi privati della molecola, si osserva lo sviluppo di un'infiammazione e il conseguente danneggiamento delle pareti intestinali in modo simile a quanto si verifica nelle persone che soffrono di MICI. L'idea proposta dai ricercatori per spiegare questi risultati è che l'assenza di questa mo-lecola indebolisca, portandolo alla distruzione, l'epitelio che separa le pareti dal lume intestinale, dove si trova la flora batterica. In questo modo le pareti dell'intestino entrano in contatto con i microrganismi, normal-mente tenuti separati dalla presenza dell'epitelio di rivestimento del lume intestinale. Il contatto con i microbi scatena la risposta del sistema im-munitario causando l'insorgenza dell'infiammazione, che a sua volta pro-voca la distruzione di nuovo epitelio. In questo modo la zona delle pareti intestinali esposta ai microrganismi diventa più ampia e si scatenano ul-teriori risposte immunitarie, quindi nuova infiammazione e così via, in un meccanismo a catena che in ultimo porta alla cronicizzazione della malattia.

Questa teoria è coerente anche con la maggior parte delle ipotesi scien-tifiche avanzate fino a oggi che suggeriscono, come causa della malattia, un'alterata risposta immunologica del nostro sistema di difesa nei con-fronti di microrganismi fisiologicamente presenti nell'intestino. Inoltre, ma solo per la malattia di Crohn, anche il fumo può essere coinvolto nello sviluppo della patologia e nell'accentuazione dei sintomi.

Caratteristica principale delle malattie infiammatorie croniche intestinali è la loro cronicità: si tratta di malattie che accompagnano il paziente du-rante tutto il corso della sua vita. Il malato, infatti, pur sperimentando pe-riodi di sostanziale miglioramento dovuti all'assunzione di farmaci, è comunque soggetto a ricadute e riacutizzazioni dei sintomi, che con il tempo si accompagnano a erosioni e ulcerazioni (quindi a perdita di tes-suto) più o meno importanti dell'intestino, con ripercussioni importanti sulla salute e sulla qualità di vita.

5.1   La malattia di Crohn

La malattia di Crohn, pur interessando di preferenza alcune zone dell'intestino, è in realtà una patologia infiammatoria che può colpire tutto l'apparato digerente, dalla bocca all'ano. I caratteri distintivi della patologia sono l'infiammazione, le ulcere perforanti e la formazione di cicatrici. Le regioni più interessate dall'infiammazione e dal danno del tessuto sono in genere quelle dell'intestino, in particolare la zona dell'ileo e del colon (aree in cui la flora intestinale è più presente, e contro cui si rivolgerebbe la risposta immunitaria alla base della malattia). Nel 35% dei casi la malattia interessa solo l'ileo, nel 20% solo il colon e nel 45% entrambi. A volte è coinvolto tutto l'intestino, altre anche la regione perianale e raramente lo stomaco, il duodeno e l'esofago. La caratteristica distintiva della malattia di Crohn è che le lesioni intestinali sono cosiddette lesioni transmurali, vale a dire interessano la parete intestinale in tutto il suo spessore.

Oltre alla perdita di peso, diarrea e spossatezza, altri sintomi della malattia includono febbre, dolori articolari, macchie cutanee, fistole o ascessi perianali (provocati da collegamenti innaturali tra intestino e la cute che terminano con orifizi che perdono liquido e accumuli di materiale infiammatorio, anch'essi arrossati e dolenti). Ma la manifestazione principale della malattia è il dolore all'addome, molto spesso a livello dell'ombelico e nella zona destra della pancia, che tende di solito ad aumentare di intensità dopo il consumo dei pasti. Un sintomo che in alcuni casi può essere confuso con un attacco acuto di appendicite. Nei bambini, inoltre, si possono verificare ritardi nella crescita e nella maturazione dell'apparato sessuale. Tutte conseguenze di un anomalo processo cronico di infiammazione.

In un intestino sano infatti, il bilancio tra i fattori che inibiscono l'infiammazione (antifiammatori) e quelli che la favoriscono (proinfiammatori) è mantenuto in equilibrio, mentre in quello interessato dalla malattia di Crohn prevalgono i fattori proinfiammatori. Si tratta delle citochine, tra cui gioca un ruolo di primo piano il fattore di necrosi tumorale, il TNF-alfa, una molecola che stimola il reclutamento delle cellule del sistema immunitario nel sito danneggiato. Insieme al TNF-alfa vengono rilasciate altre citochine infiammatorie, come l'interleuchina 1, la 6, la 8, la 12 e la 23.

I primi sintomi della malattia di Crohn compaiono in genere in età giovanile o durante la terza età e a esserne colpita è principalmente la popolazione occidentale. Nei paesi in via di sviluppo, infatti, la malattia sembra essere quasi assente, anche se negli ultimi anni è cresciuto il numero di casi diagnosticati. Nel complesso si stima che circa lo 0,1% della popolazione mondiale soffra di questa patologia e che, pur non trattandosi di una malattia ereditaria, quella di Crohn sia una patologia a forte componente genetica: un quinto dei malati ha infatti un consanguineo affetto dalla stessa patologia. La cronicità della malattia di Crohn si presenta sottoforma di riattivazioni periodiche più o meno gravi, intervallate da periodi di remissione più o meno lunghi, con una forte variabilità da paziente a paziente.

5.1.1 Diagnosticare la malattia di Crohn

Diagnosticare la patologia non è sempre facile, perché spesso i sintomi che compaiono possono essere confusi con quelle di altre patologie, come la celiachia, la sindrome del colon irritabile, o la colite ulcerosa. A questo si aggiunge il fatto che in genere i primi sintomi sono lievi e poco debilitanti, così che prima di arrivare a identificare la malattia trascorrono in media due anni. L'uso di indagini mediche è quindi importante per arrivare quanto prima alla diagnosi, per iniziare subito le cure farmacologiche e tenere sotto controllo l'evolversi della malattia.

Ad oggi non esistono ancora dei marcatori specifici che ne permettano l'identificazione con dei test da laboratorio, ma alcuni esami possono comunque essere usati come indicatori della patologia o per escluderne altre. Per esempio, le colture delle feci servono per scartare l'ipotesi che si tratti di colite infettiva o parassitaria. Le analisi del sangue, invece, possono essere usate per indagare la presenza di un livello di infiammazione oltre la norma (andando a vedere i livelli della VES e della PCR, o l'aumento dei globuli bianchi) o per rintracciare indicatori di patologie immunitarie (anticorpi anti ASCA e anti ANCA).

Ma gli esami tradizionalmente eseguiti per riconoscere la malattia, e più specifici delle analisi di laboratorio, sono le endoscopie con biopsia e gli esami radiologici.

Le endoscopie permettono di evidenziare direttamente la presenza di lesioni nell'intestino. Durante l'indagine, infatti, è possibile eseguire una valutazione dello stato della mucosa, e prelevare inoltre piccole porzioni di intestino (tramite biopsia) che verranno poi sottoposte a esame istologico per misurare il livello di infiammazione e danneggiamento delle pareti intestinali. Ci sono casi, però, in cui non è possibile accedere direttamente alla zona interessata dal danno e bisogna quindi ricorrere agli esami radiologici. La radiologia è il tipo di indagine più preciso per identificare e localizzare la presenza di lesioni. Gli esami radiologici tradizionalmente più usati sono il clisma del tenue o la TAC. Recentemente, l'uso dell'ecografia si è allargato, rimanendo però un esame complementare e limitato dalla dipendenza dell'operatore. Di recente, poi, anche la Risonanza Magnetica intestinale sta prendendo sempre più piede per diagnosticare la malattia, perché più accurata degli esami radiologici e meno dannosa per i tessuti.

Infine, per evidenziare lo stato di infiammazione dell'intestino può essere usata la scintigrafia con cellule di difesa marcate con Tecnezio 99 (Tc_{99}), un tracciante radioattivo. In questo caso è l'accumulo del tracciante, e quindi dei leucociti stessi, a indicare la presenza di un' infiammazione anomala a livello intestinale.

65

5.1.2 La terapia per i malati di Crohn

Non esistono farmaci specifici per il trattamento della malattia di Crohn: non conoscendo esattamente quale sia la causa che la scatena, infatti, non è possibile individuare il bersaglio da colpire con un eventuale terapia formulata ad hoc.

Le cure di base sono pertanto generiche, somministrate per contenere l'infiammazione. Si somministrano quindi antibiotici (metronidazolo, ciprofloxacina), cortisonici (in caso di sintomi importanti e nelle fasi acute), aminosalicilati (salazopirina, mesalazina), immunosoppressori (nella terapia di mantenimento, ciclosporina, metotrexato, mercaptopurina) e i cosiddetti farmaci biologici, molecole che derivano appunto da una profonda conoscenza del meccanismo biologico sottostante una determinata patologia. A questa classe appartengono quei medicinali che hanno come *target* una molecola specifica, che colpiscono in modo selettivo, riducendo gli effetti collaterali. Nel caso della malattia di Crohn un farmaco biologico utilizzato è l'infliximab, ovvero un anticorpo monoclonale diretto contro la citochina TNF-alfa, una molecola infiammatoria largamente espressa nei pazienti con Crohn. L'anticorpo impedisce alla citochina di legare il suo recettore, bloccando in questo modo all'origine le reazioni infiammatorie innescate dal TNF-alfa. Un altro farmaco analogo a questo è l'adalimumab.

In alcuni pazienti, però, le terapie farmacologiche possono non essere sufficienti, cosicché può essere necessario ricorrere al trattamento chirurgico per eliminare i tratti di intestino ristretti o danneggiati dalla malattia. È il caso, per esempio, dei pazienti in cui si verifica in maniera ricorrente un restringimento del tubo digerente a causa delle cicatrizzazioni della parete intestinale ulcerata, che nei casi più gravi causa un blocco, totale o parziale, del normale transito intestinale. L'occlusione è più probabile nel caso in cui sia presente cibo non digerito, come le fibre, il cui consumo eccessivo è infatti sconsigliato alle persone con malattia di Crohn soggette a restringimenti del lume intestinale. In questi casi l'intervento chirurgico asporta la parte dell'intestino interessata dal restringimento, eliminando così la causa dell'occlusione.

Altre complicazioni della malattia che possono rendere necessario il ricorso alla chirurgia sono la presenza di ascessi intra-addominali e di fistole. Oppure, in ultima istanza, l'intervento può essere necessario se le terapie non funzionano, esportando chirurgicamente i tratti intestinali danneggiati dalla malattia. In ogni caso, però, l'intervento chirurgico non è una soluzione risolutiva e non è escluso che una volta usciti dalla sala operatoria la malattia possa ripresentarsi, colpendo altre zone dell'apparato digerente.

Le persone affette dalla malattia di Crohn non devono seguire una dieta particolare, ma a seconda dei casi è utile avere degli accorgimenti. Se si è stati sottoposti ad asportazione di un notevole tratto dell'intestino o la zona danneggiata dalla malattia è estesa, potrebbe essere d'aiuto farsi prescrivere dal medico integratori vitaminici e minerali. Nelle fasi acute della malattia, in cui per esempio si soffre di frequenti scariche diarroiche, è raccomandabile invece diminuire il consumo di fibre e aumentare quello di acqua. Nei casi di suscettibilità a stenosi dell'intestino è consigliabile seguire una dieta liquida priva di scorie in attesa di risolvere il problema.

5.1.3 Complicanze intestinali e manifestazioni extraintestinali della malattia di Crohn

L'infiammazione e il danneggiamento della parete intestinale non sono l'unica manifestazione della malattia. Sempre a livello intestinale possono verificarsi una serie di complicazioni legate alla patologia, quali l'insorgenza di fibrosi e stenosi (associate a crampi, meteorismo, distensione dell'addome e difficoltà a favorire il normale transito intestinale), la formazione di fistole, ragadi e ascessi. Oltre a questo, la malattia può associarsi a una serie di complicazioni correlate all'alterata funzione intestinale – quali infezioni nel tratto urinario, problemi di assorbimento, anemia, ipercoagulabilità, colelitiasi, nefrolitiasi, idrouretere e idronefrosi – e a volte può manifestarsi in associazione ad altre patologie, che hanno un decorso indipendente e che non riguardano l'intestino. Si tratta delle cosiddette manifestazioni extraintestinali, tra cui malattie che coinvolgono le articolazioni, come la spondiloartrite e l'artrite periferica; complicazioni a livello cutaneo (quali eritema nodoso, psoriasi, e pioderma gangrenoso); infiammazioni oculari (congiuntiviti e uveiti) e complicazioni a livello epatobiliare (con infiammazione e fibrosi dei dotti biliari intra ed extra-epatici). Nei pazienti con malattia di Crohn sono inoltre più frequenti gli eventi trombotici, l'insorgenza di calcoli al fegato e ai reni e lo sviluppo di osteoporosi.

67

5.2 La colite ulcerosa

Al gruppo delle malattie infiammatorie croniche intestinali appartiene anche la colite ulcerosa. A differenza della malattia di Crohn, la colite ulcerosa è una patologia a base infiammatoria che coinvolge una parte limitata dell'apparato digerente, la zona terminale, ovvero il retto e il colon (ragion per cui spesso ci si riferisce alla patologia anche con il nome di rettocolite). La regione del retto è sempre interessata dalla malattia, mentre a seconda del tipo di coinvolgimento del colon si distinguono varie forme. Nel 60% dei casi si parla di colite distale, in cui rientrano casi di proctite (interessamento solo del colon) e proctosigmoidite (che coinvolge anche il sigma); nel 15% dei casi tutto il colon è colpito dall'infiammazione e si parla di pancolite; il restante 25% è rappresentato da quelle forme intermedie tra le distali e le pancoliti.

Un'altra differenza con la malattia di Crohn, dove la parete intestinale è colpita dall'infiammazione in tutto il suo spessore, è che nella colite ulcerosa l'infiammazione è confinata solo alla parte più interna della parete, quella a contatto con il lume intestinale (la mucosa, arrivando in alcuni casi fino alla sottomucosa). L'infiammazione cronica a carico di questa zona produce un graduale danneggiamento dell'epitelio, che in ultimo porta alla conseguente comparsa delle caratteristiche ulcerazioni multiple della patologia.

Il carattere distintivo della patologia è la tendenza della zone danneggiate a produrre muco, pus, e a sanguinare, che a livello sintomatologico si manifestano con diarrea muco ematica e sanguinamento dal retto. Nel corso della malattia la mucosa subisce delle modificazioni considerevoli, passando da una fase iniziale in cui manifesta un aspetto eritematoso, con superficie granulare, per poi trasformarsi in edematosa e iperemica, fino all'ulcerazione. Il danneggiamento della mucosa compromette l'assorbimento idroelettrolitico, la funzione a carico della porzione terminale dell'intestino, portando quindi all'insorgere della diarrea. Nelle forme a lunga durata possono inoltre comparire pseudopolipi, polipi infiammatori dovuti alla rigenerazione dell'epitelio mucoso.

Oltre a questi caratteri distintivi della colite ulcerosa, altre manifestazioni della malattia includono dolori addominali, febbre, astenia, dimagrimento, tachicardia, anemia, diminuzione delle proteine circolanti (ipoalbuminemia, valutabile tramite analisi del sangue).

Due sono le classificazioni della malattia: a seconda dei sintomi, che in genere riflettono non solo l'entità della patologia, ma anche l'estensione della zona interessata, si parla di colite ulcerosa da lieve a moderata e da moderata a grave. L'85% dei malati rientra nella categoria da lieve a moderata, mentre il 15% in quella da moderata a grave, caratterizzata da intensificazione degli episodi diarroici, da un significativo sanguinamento rettale, da perdita di peso, nausea, vomito, e, nei casi a insorgenza pediatrica della malattia, da anoressia e ritardo della crescita.

Come per la malattia di Crohn non si conoscono ancora le cause che portano allo scatenarsi della colite ulcerosa, ma i dati scientifici attualmente disponibili suggeriscono che l'insorgere della patologia sia dovuto a una serie di fattori: la predisposizione genetica; un'attivazione incontrollata del sistema immunitario; fattori infettivi (alcuni virus e batteri possono contribuire al riacutizzarsi della malattia) e una particolare reattività verso la propria flora microbica, nei casi in cui si assiste a una diminuzione dei cosiddetti batteri "protettivi" in concomitanza all'aumento delle forme "dannose".

Capostipite della risposta infiammatoria è la citochina TNF-alfa (fattore di necrosi tumorale alfa), che a sua volta stimola la produzione di altri mediatori dell'infiammazione.

L'incidenza della malattia, che ha picchi di insorgenza tra i 15 e i 35 anni e tra i 60 e gli 80 anni e che colpisce in egual misura uomini e donne, varia da paese a paese, anche se sembra essere più presente nelle zone del nord-ovest europeo e negli Stati Uniti. In Italia si registrano circa 6-8 nuovi casi all'anno su centomila abitanti.

È una patologia cronica ad andamento recidivante, in cui ad attacchi di diarrea muco-ematica più o meno lunghi, possono seguire periodi di remissione, variabili per durata da malato a malato.

5.2.1 Diagnosticare la colite ulcerosa

Il primo passo per diagnosticare la colite ulcerosa è quello di escludere patologie che per sintomi e insorgenza possano mimarne il decorso, come le malattie infettive batteriche, virali o fungine, o la stessa malattia di Crohn, con cui spesso può essere confusa. Per farlo è necessario che il medico esegua una corretta anamnesi del paziente, un'analisi accurata dei sintomi clinici (basata principalmente sulla registrazione delle scariche diarroiche, del sanguinamento rettale e dei dolori all'addome) e una serie di test. Tra questi, il migliore rimane l'esame endoscopico (sigmoidoscopia, colonscopia) con biopsia ed esame istologico. Con questo tipo di esame, e con le successive analisi istologiche, è possibile osservare direttamente la presenza di infiammazioni (valutando le infiltrazioni di cellule del sistema immunitario), sanguinamenti e ulcere, e osservare alcuni aspetti caratteristici della mucosa interessata da colite ulcerosa quali: presenza di edema, friabilità, eritema, ischemia, perdita delle astrazioni (tasche presenti sulla superficie interna del colon), ulcerazioni, erosione della mucosa e pseudo polipi. Anche esami radiologici, come il clisma opaco, possono essere utili per effettuare la diagnosi della malattia unitamente all' analisi del sangue. Queste ultime infatti, possono essere eseguite come esami complementari per verificare la presenza di un'infiammazione anomala (tramite aumento della VES e dei leucociti, oltre che di alcuni marker specifici dell' infiammazione come la PCR) e di anemia dovuta alla tendenza delle lesioni intestinali a sanguinare (misurando i livelli di ferro e di ferritina).

5.2.2 La terapia per i malati di colite ulcerosa

La terapia per chi soffre di colite ulcerosa si basa fondamentalmente sulle stesse raccomandazioni farmacologiche usate per chi soffre della malattia di Crohn. L'eziologia sconosciuta della patologia impedisce infatti di disporre di una terapia mirata e selettiva, motivo per cui il trattamento farmacologico oggi disponibile per i malati è quello teso a contenere genericamente l'infiammazione cronica. Tra questi si ricordano i salicilati (come salazopirina e i preparati contenenti acido 5-aminosalicilico, 5-ASA); i corticosteroidi (come idrocortisone, prednisone, metilprednisolone, beclometasone dipropionato); gli immunosoppressori (azatioprina, 6-mercaptopurina, metotrexate e ciclosporina nei casi più gravi). Anche per la colite ulcerosa sono utilizzati i farmaci biologici, come gli anticorpi monoclonali (per esempio l'infliximab). Il bersaglio, come nella malattia di Crohn, è il fattore di necrosi tumorale alfa (TNF-alfa), una chitochina che gioca un ruolo centrale nel dare inizio alle risposte infiammatorie coinvolte nella patologia.
Nei casi però in cui la terapia farmacologica si riveli inefficace o non sufficiente, può essere necessario per il paziente sottoporsi a un intervento chirurgico che preveda l'asportazione del colon. Si parla di colectomia e inte-

ressa circa il 25-40% dei malati di colite ulcerosa, ovvero quelli in cui si
rende necessario l'intervento in seguito a complicazioni della malattia (megacolon tossico, perforazioni, ostruzioni ed emorragia) o per l'insorgenza
di displasie o carcinoma.

5.2.3 Complicanze intestinali e manifestazioni extraintestinali della colite ulcerosa

Nelle persone che soffrono di colite ulcerosa spesso sopraggiungono delle
complicazioni direttamente correlabili ai danni indotti dalla malattia a livello intestinale o, in alcuni casi, complicazioni che riguardano altri di-
stretti del corpo e che hanno un decorso indipendente dalla colite stessa.
Per esempio, se la malattia viene trascurata possono verificarsi forti emor-
ragie a livello delle ulcere e gonfiore addominale. In alcuni casi, invece,
la colite ulcerosa porta a una condizione nota come megacolon tossico,
ovvero a una dilatazione del colon traverso in cui la parete intestinale si
assottiglia, col rischio che le ulcerazioni degenerino in perforazioni. Sempre a livello intestinale, la patologia predispone al rischio di carcinoma
al colon retto: è stato dimostrato infatti una correlazione tra questa forma
tumorale e la colite ulcerosa, che aumenta con il passare del tempo. Da
un rischio del 2% dopo dieci anni dalla diagnosi della patologia, il rischio
di carcinoma al colon-retto sale all'8% dopo venti anni e fino al 18%
dopo i trenta. La presenza di questa forte correlazione tra cancro e colite
ulcerosa sottolinea l'importanza per i malati colpiti da lungo tempo dalla
patologia infiammatoria di sottoporsi a esami di screening periodici,
come le colonscopie con biopsie.

Ma oltre il rischio di cancro al colon, la colite ulcerosa spesso può associarsi anche ad altre patologie, fuori dall'apparato digerente. È il caso
delle malattie che colpiscono le articolazioni, come la spondilite anchilosante e l'artrite periferica; la cute, con insorgenza di eritema nodoso,
pioderma pigmentoso, psoriasi; il sistema visivo con congiuntiviti, uveiti
ed episclerite, o ancora manifestazioni a livello epatobiliare (colangite
sclerosante primitiva) e a livello ematologico (anemia, trombocitosi).

6. IL SISTEMA IMMUNITARIO

Nel corso dell'evoluzione il nostro organismo ha messo a punto un complicato sistema di difesa verso gli agenti cosiddetti esogeni, ovvero che non appartengono propriamente all'organismo stesso. È il sistema immunitario, l'insieme delle barriere e delle "munizioni" a disposizioni del nostro corpo per difendersi dall'attacco di elementi estranei, o più propriamente *non-self* (dagli agenti patogeni quali virus, funghi, batteri, protozoi ai pollini e a corpi propriamente estranei, come una scheggia). Una volta eseguita la sua funzione di sentinella, il sistema immunitario procede all'eliminazione dell'agente estraneo per poi ristabilire l'omeostasi. Oltre al ruolo di guardiano del nostro territorio, al sistema immunitario spettano anche altre importanti funzioni, come quella di rimuovere i tessuti danneggiati o morti e di riconoscere ed eliminare le cellule del nostro organismo, quindi *self*, che però si sono sviluppate in maniera anomala e incontrollata (come le cellule neoplastiche che possono dare origine allo sviluppo dei tumori).

Le principali caratteristiche del sistema immunitario (un complesso di cellule e sostanze chimiche solubili) sono la sua flessibilità, la possibilità cioè di adattare le sue risposte in base alle necessità del momento, e la memoria, ovvero la capacità di ricordare gli incontri precedenti con organismi o molecole estranee al corpo, permettendo di ottimizzare i tempi e le modalità della risposta immunitaria necessaria a ristabilire l'equilibrio.

Si distinguono due tipi di immunità: una aspecifica (innata), di prima linea, immediata, che agisce poche ore dopo il contatto con un agente estraneo e che risponde sempre allo stesso modo a qualsiasi materiale identificato come estraneo; e una specifica (adattativa), che richiede più tempo prima di diventare effettiva, ma che è diretta verso un invasore specifico. Entrambe

sono necessarie per mantenere in salute il nostro organismo.
Dal punto di vista anatomico, invece, il sistema immunitario è difficile da
localizzare, perché i suoi componenti sono distribuiti in maniera diffusa e
in abbondanza in tutto il corpo (basti pensare che noi, nel nostro organismo,
abbiamo cellule immunitarie per un volume pari a quello della massa cere-
brale). Tuttavia, è possibile distinguere due componenti principali del sistema immunitario ben definite: il tessuto linfoide (come il timo e il midollo
osseo, dove si sviluppano le cellule dell'immunità e i linfonodi, le stazioni
di guardia distribuite lungo il corpo, che hanno il compito di intercettare le
sostanze e le cellule estranee all'organismo) e le cellule di difesa, ovvero i
leucociti. A tal proposito vale la pena ricordare che i leucociti e gli anticorpi
presenti nell'intestino sono così numerosi che il sistema immunitario presente a livello dell'apparato digerente viene da molti considerato come un
sistema immunitario a sé stante. Per questo il GALT (*Gut Associated Lym-
phoid Tissue*), il tessuto linfoide associato all'intestino, viene spesso considerato un organo autonomo.
Vediamo ora quali sono i meccanismi con cui lavora il nostro sistema di difesa, i suoi componenti e le loro funzioni.

74

Antigene: qualsiasi sostanza in grado di dare origine a una risposta immunitaria; molecola (zuccheri, proteine, ormoni, Dna) che può legarsi a un anticorpo o a un recettore delle cellule T.

Anticorpi o immunoglobuline (Ig): molecole glicoproteiche prodotte dai linfociti
B, localizzati nel plasma (la parte fluida del sangue) o nel liquido interstiziale
(il liquido che bagna direttamente le cellule) in grado di legare un sostanza
capace di scatenare una risposta immunitaria. Il ruolo principale degli anticorpi è quello di legarsi ai patogeni, promuovendone il riconoscimento e la
distruzione da parte di altri componenti del sistema immunitario. Le immunoglobuline sono fondamentali anche perché stimolano alcune cellule a rilasciare sostanze chimiche importanti per la risposta infiammatoria. Gli
anticorpi sono suddivisi in cinque diverse classi: le IgA, le IgM, le IgE, le
IgD e le IgG.

Infiammazione o flogosi: reazione caratteristica del sistema immunitario innato, in seguito a un danneggiamento chimico, fisico o biologico di un tessuto, che ha come fine ultimo l'eliminazione del fattore che ha causato il danno stesso (patogeno) e il ripristino delle normali funzioni dei tessuti attraverso il reclutamento e l'attivazione delle cellule di difesa nel sito interessato. Il complesso sistema di reazioni che la caratterizzano, dal rilascio di mediatori dell'infiammazione alla vasodilatazione, al reclutamento leucocitario e alla produzione dei cosiddetti mediatori dell'infiammazione, fa sì che la zona interessata tenda a scaldarsi, arrossarsi e gonfiarsi.

Leucociti: conosciuti anche come globuli bianchi, sono le cellule deputate alla difesa del nostro organismo. Si distinguono sei diversi sottogruppi: eosinofili, basofili (o *mast cell* se si trovano nei tessuti), neutrofili, monociti (e i derivanti macrofagi), linfociti e cellule dendritiche. Ognuno di questi gruppi esegue una funzione specifica. Gli eosinofili, per esempio, distruggono gli agenti estranei come i parassiti; i basofili rilasciano sostanze chimiche che mediano le risposte allergiche e infiammatorie; i neutrofili, i monociti e i macrofagi inglobano e distruggono le particelle estranee (tramite un processo conosciuto come fagocitosi); i linfociti si occupano invece di montare le risposte specifiche contro gli agenti estranei, per esempio attraverso la produzione di anticorpi ed eliminando le cellule aberranti o infettate da patogeni; le cellule dendritiche funzionano da sentinelle, riconoscendo i patogeni e attivando le altre cellule del sistema immunitario. Tra tutti questi tipi cellulari un ruolo di primo piano è ricoperto dai linfociti, all'interno dei quali si distinguono i linfociti B, i linfociti T e le cellule della memoria.

Linfociti: alcuni si trovano nel torrente sanguigno, mentre la maggior parte si localizza nel tessuto linfoide e nella sottomucosa gastrointestinale. La loro distribuzione non è casuale: si trovano proprio nei siti dove è più probabile che ci sia bisogno di loro per combattere un agente estraneo, e quindi nei luoghi di contatto con l'ambiente esterno, come il lume intestinale.

Linfociti B: la loro funzione principale è la produzione di anticorpi o immunoglobuline che riconoscono selettivamente un patogeno, vi si legano

75

e ne agevolano il riconoscimento e l'eliminazione da parte di altre cellule del sistema immunitario.

Linfociti T: cellule deputate al riconoscimento e alla distruzione delle cellule infettate da un virus o da microrganismi intracellulari. Una sottopopolazione di linfociti T si occupa invece di sostenere l'attivazioni di altre componenti del sistema immunitario, quali i macrofagi e i linfociti B per la produzione di anticorpi.

Linfociti *natural killer*: attaccano le cellule tumorali e le cellule infettate dai microbi.

Citochine: proteine che agiscono come mediatori delle reazioni immunitarie e infiammatorie. La loro produzione, da parte della componente cellulare dell'immunità, avviene in risposta alla presenza di una sostanza percepita come sostanza in grado di dare inizio a una risposta immunitaria. Possono svolgere funzioni diverse, quali stimolare la crescita e la maturazione dei linfociti, reclutare e attivare le cellule deputate all'eliminazione dei patogeni, e regolare le risposte infiammatorie precoci, come fa per esempio il Fattore di Necrosi Tumorale alfa (TNF-alfa).

Il TNF-alfa è considerato il capostipite dell'infiammazione, grazie alla sua capacità di attrarre nel sito d'infiammazione cellule con funzioni microbicide. Accanto alle citochine che stimolano le reazioni infiammatorie esistono poi una classe di citochine con funzione opposte, ovvero che contrastano gli effetti infiammatori.

Alterazioni nella produzione di entrambe le classi di queste molecole possono portare allo sviluppo di patologie immunitarie e infiammatorie, alcune delle quali possono essere contenute cercando di ristabilire il normale equilibrio delle citochine, attraverso la somministrazione delle stesse (in caso in cui la secrezione fosse ridotta) o dei loro inibitori (nel caso fossero presenti in eccesso).

Chemochine: famiglia di citochine che stimola il movimento delle cellule di difesa, regolandone la migrazione dal sangue ai tessuti.

6.1   Le malattie infiammatorie croniche e autoimmunitarie

Il funzionamento del sistema immunitario è basato sulla capacità dei suoi diversi componenti di distinguere ciò che fa parte dell'organismo (*self*) da ciò che invece è estraneo (*non self*). Per far questo è necessario che il nostro sistema di difesa impari a non "attaccare" le proprie cellule, a riconoscerle come innocue. Questo meccanismo fa parte del normale sviluppo del sistema immunitario e prende nome di "tolleranza al *self*". A volte accade però che questa capacità venga persa, e che il nostro sistema di difesa impazzisca, cominciando ad attaccare cellule e tessuti propri dell'organismo stesso. In tutti questi casi si parla di patologie infiammatorie croniche e autoimmunitarie, di cui fanno parte, solo per citarne alcune, le malattie infiammatorie croniche intestinali (MICI, dove si assiste a un'eccessiva risposta immunitaria verso antigeni fisiologicamente presenti nell'intestino, come quelli esposti sulla superficie della flora batterica), l'artrite reumatoide, la spondilite anchilosante, il lupus erimatoso sistemico, la psoriasi e il diabete di tipo 1. Nel plasma dei pazienti colpiti da alcune malattie autoimmuni si rintracciano anticorpi diretti verso antigeni *self*, localizzati generalmente in un particolare organo o tessuto.

A volte può inoltre accadere che, in concomitanza con lo sviluppo di una patologia autoimmune, si assista all'insorgerne di altre che attaccano organi e tessuti diversi. Associazioni tra più patologie autoimmuni si ritrovano anche nei malati di Crohn o in chi soffre di colite ulcerosa, spesso colpiti persino da artrite reumatoide e psoriasi.

L'eziologia delle patologie infiammatorie croniche e autoimmunitarie è per lo più sconosciuta. Un elemento fondamentale nell'insorgenza di queste malattie sembra essere la predisposizione genetica, intesa però più come probabilità di sviluppare una determinata condizione, piuttosto che come determinismo genetico associato a pochi geni particolari. Ma questo comunque sembra non bastare. La teoria più accreditata è che, nella maggior parte dei casi, si tratti di malattie multifattoriali, in cui giocano un ruolo decisivo sia la predisposizione genetica che fattori ambientali scatenanti, come un'infezione. In alcuni casi potrebbe essere la somiglianza tra antigeni estranei a *self*-antigeni a scatenare l'insorgere della patologia. Infatti, gli anticorpi prodotti dal sistema immunitario dopo l'incontro con un componente *non-self* potrebbero, per similitudine, reagire anche contro i propri tessuti, danneggiandoli.

Le terapie per le malattie autoimmuni sono tutte molto simili tra loro, dal momento che è obiettivo comune quello di contrastare l'abnorme risposta immunitaria e le infiammazioni che le accompagnano. Tra i trattamenti utilizzati si ricordano i cortisonici, gli immunosoppressori e, negli ultimi anni, i farmaci biologici che rispetto agli altri, avendo come bersaglio singole molecole, sono più selettivi e danno minori effetti collaterali.

7. TUTELE SOCIALI E VITA ASSOCIATIVA

La colite ulcerosa e la malattia di Crohn, per il loro carattere di cronicità e per l'assenza di terapie mirate, sono patologie a elevato costo sociale, sia per quel che concerne l'impatto sulla qualità della vita del paziente, sia per le spese a carico del malato e del sistema sanitario. Si tratta infatti di malattie che hanno un'insorgenza precoce, colpiscono le persone cioè nel pieno della loro attività lavorativa e riproduttiva e si protraggono per molti anni. Dal momento in cui si avvertono i primi sintomi, a quello in cui avviene la diagnosi e per il resto della loro vita, i malati sono costretti a seguire una cura farmacologica, sottoponendosi periodicamente a visite ed esami di controllo per monitorare l'andamento della patologia. Alcune delle prestazioni e dei trattamenti farmacologi sono coperti dal Sistema Sanitario Nazionale, ma altre, come le tecniche diagnostiche più recenti o gli esami e le terapie specifiche per le manifestazioni extraintestinali non sono ancora riconosciute, rimanendo quindi a carico del paziente. Non ci sono dati certi riguardo le spese a carico del paziente, ma un'analisi condotta da AMICI su 417 pazienti colpiti da MICI ha calcolato che circa il 18,8% di loro spendeva all'anno più di 600 euro per farmaci ed esami non coperti da esenzione, il 26,7% tra 300 e 600 euro, e che complessivamente il 44,6% del campione riteneva eccessivi i costi da sostenere.

Per quel che riguarda le spese sanitarie coperte dal SSN, le MICI rientrano nelle classi delle patologie croniche, per le quali è prevista l'esenzione dal pagamento del ticket – una volta che la malattia sia stata diagnosticata (ai sensi del DM 28 maggio 1999 n. 329, come modificato dal DM 21 maggio 2001, n. 296 e dal DM 18 maggio 2001, n. 279) – sia per gli esami clinici (analisi del sangue, radiografie, endoscopie, ecografie) che per il trattamento

Il fuoco dentro. Daniela Minerva © Springer-Verlag Italia 2011

farmacologico. Il primo passo per vedere riconosciuto il diritto all'esenzione del ticket è quello di rivolgersi al proprio medico di famiglia per avere informazioni sulla documentazione da presentare alla ASL di competenza. Ai fini del riconoscimento, sono valide le cartelle cliniche rilasciate da istituti pubblici o privati riconosciuti, certificati di medici specialistici o una copia del verbale di invalidità. Una volta inoltrata la domanda, la ASL procederà poi a rilasciare al malato un attestato con la descrizione della malattia, il codice identificativo (009.555 per la malattia di Crohn e 009.556 per la colite ulcerosa) e la lista delle prestazioni in esenzione.

In genere l'attestato ha validità illimitata, anche se alcune regioni e province autonome possono prevedere delle limitazioni temporali per le esenzioni, che devono quindi essere rinnovate periodicamente.

7.1   Invalidità Civile: come ottenerla[1]

Nella dizione "invalidità civile" sono comprese una serie di prestazioni che scaturiscono dal riconoscimento, effettuato da apposite Commissioni istituite presso tutte le ASL, di una condizione congenita o acquisita, che comporti una riduzione permanente della capacità lavorativa e/o un danno funzionale permanente (Legge 118/71 e D.lgs 509/88).

La determinazione della percentuale di riduzione della capacità lavorativa deve basarsi:

• sull'entità della perdita anatomica o funzionale, totale o parziale, di organi e apparati;
• sulla possibilità o meno dell'applicazione di apparecchi protesici che garantiscano in modo totale o parziale il ripristino funzionale di organi o apparati lesi;
• sull'importanza che riveste, in attività lavorativa, l'organo o l'apparato sede del danno anatomico o funzionale.

[1] Il contenuto di questo paragrafo e dei seguenti è basato sulla normativa vigente ed è reperibile su numerosi siti online dedicati al tema.

7.1.1   L'accertamento

L'invalidità è riconosciuta da una Commissione operante presso ogni Azienda Sanitaria Locale. La Commissione è composta da un medico specialista in medicina legale che assume le funzioni di presidente e da due medici di cui uno scelto prioritariamente tra gli specialisti in medicina del lavoro. I medici sono scelti tra i medici dipendenti o convenzionati della ASL territorialmente competente. Alla Commissione partecipa, di volta in volta, un sanitario in rappresentanza, rispettivamente, dell'Associazione nazionale dei mutilati e invalidi civili (ANMIC), dell'Unione Italiana Ciechi (UIC), dell'Ente Nazionale per la protezione e l'assistenza ai Sordomuti (ENS) e dell'Associazione Nazionale delle Famiglie dei Fanciulli e Adulti Subnormali (ANFFAS), ogni qualvolta devono pronunciarsi su invalidi appartenenti alle rispettive categorie. Dal 1 gennaio 2010, la Commissione è integrata da un medico INPS quale componente effettivo.

La richiesta di riconoscimento di invalidità va presentata, dall'interessato o da chi lo rappresenta legalmente (genitore, o tutore) o da chi ne cura gli interessi nel caso degli inabilitati (curatore), all'INPS territorialmente competente. La presentazione della domanda, informatizzata dal gennaio 2010, deve rispettare alcuni precisi passaggi.

Il certificato del medico curante

Per prima cosa bisogna rivolgersi al medico curante (medico certificatore) per il rilascio del certificato introduttivo. Basandosi sui modelli di certificazione predisposti dall'INPS, il medico attesta la natura delle infermità invalidanti, riporta i dati anagrafici, le patologie invalidanti da cui il soggetto è affetto con l'indicazione obbligatoria dei codici nosologici internazionali (ICD-9). Deve, se presenti, indicare le patologie elencate nel Decreto Ministeriale 2 agosto 2007 che indica le patologie stabilizzate o ingravescenti che danno titolo alla non rivedibilità. Infine, deve indicare l'eventuale sussistenza di una patologia oncologica in atto. Questo certificato va compilato su supporto informatico e inviato telematicamente. I medici certificatori, per eseguire questa operazione, devono essere "accreditati" presso il sistema richiedendo un PIN che li identificherà in ogni successiva certificazione. Una volta compilato il certificato, il sistema informatizzato genera un codice univoco che il medico consegna all'interessato. Il medico deve anche stampare e consegnare il certificato introduttivo firmato in originale, che il Cittadino deve poi esibire al momento della visita. La ricevuta indica il numero di certificato che il Cittadino deve riportare nella domanda per l'abbinamento dei due documenti. Il certificato ha validità 30 giorni: se non si presenta in tempo la domanda, il certificato scade e bisogna richiederlo nuovamente al medico.

La presentazione della domanda all'INPS

La domanda di accertamento può essere presentata solo per via telematica. Il Cittadino può farlo autonomamente, dopo aver acquisito il PIN (un codice numerico personalizzato), oppure attraverso gli enti abilitati: associazioni di categoria, patronati sindacali, CAAF, altre organizzazioni. Il PIN può essere richiesto direttamente dal sito dell'Inps, sezione dei Servizi on line (inserendo i dati richiesti saranno visualizzati i primo otto caratteri del PIN; la seconda parte del codice sarà successivamente recapitata per posta ordinaria) oppure, in alternativa, tramite il Contact Center INPS (numero 803164). Nella fase della presentazione si abbina il certificato rilasciato dal medico (presente nel sistema) alla domanda che si sta presentando. Nella domanda sono da indicare i dati personali e anagrafici, il tipo di riconoscimento richiesto (handicap, invalidità, disabilità), le informazioni relative alla residenza e all'eventuale stato di ricovero. Il Cittadino può indicare anche una casella di posta elettronica (che se è certificata consente comunicazioni valide da un punto di vista burocratico) per ricevere le informazioni sul flusso del procedimento che lo riguarda. Tutte le "fasi di avanzamento" possono essere consultate anche online nel sito dell'INPS, sia dal Cittadino che dai soggetti abilitati grazie al codice di ingresso (PIN).

La ricevuta e la convocazione a visita

Per ogni domanda inoltrata, il sistema informatico genera una ricevuta con il protocollo della domanda. La procedura informatica propone poi un'agenda di date disponibili per l'accertamento presso la Commissione dell'Azienda Sanitaria Locale. Il Cittadino, può scegliere la data di visita o indicarne una diversa da quella proposta, scegliendola tra le ulteriori date indicate dal sistema. Vengono fissati indicativamente dei nuovi limiti temporali:

- per l'effettuazione delle visite ordinarie è previsto un tempo massimo di 30 giorni dalla data di presentazione della domanda;
- in caso di patologia oncologica ai sensi dell'art. 6 della Legge n. 80/06 o per patologia ricompresa nel DM 2 agosto 2007, il limite temporale scende a 15 giorni.

Se non è possibile, in tempo reale, fissare la visita entro l'arco temporale massimo, a causa dell'indisponibilità di date nell'agenda, la procedura può segnalare date successive al limite previsto, oppure registrare la domanda e riservarsi di definire in seguito la prenotazione della visita.

Una volta definita la data di convocazione, l'invito alla visita è visibile nella procedura informatica (visualizzato nel sito internet) e viene comunicato con lettera raccomandata con avviso di ricevimento, all'indirizzo e alla e-mail eventualmente comunicata.

Nelle lettere di invito alla visita sono riportati i riferimenti della prenotazione (data, orario, luogo di visita), delle avvertenze riguardanti la documentazione da portare all'atto della visita (documento di identità valido; stampa originale del certificato firmata dal medico certificatore; documentazione sanitaria, ecc.), e delle modalità da seguire in caso di impedimento a presentarsi alla visita, nonché le conseguenze che possono derivare dalla eventuale assenza alla visita.

Nella stessa lettera viene ricordato che:

- il Cittadino può farsi assistere, durante la visita, da un suo medico di fiducia;
- in caso di impedimento, può chiedere una nuova data di visita collegandosi al sito dell'Inps e accedendo al Servizio online con il proprio codice di identificazione personale (PIN);
- se assente alla visita, verrà comunque nuovamente convocato. La mancata presentazione anche alla successiva visita sarà considerata a tutti gli effetti come una rinuncia alla domanda, con perdita di efficacia della stessa.

Visita domiciliare

Nel caso in cui la persona sia intrasportabile (il trasporto comporta un grave rischio per l'incolumità e la salute della persona), è possibile richiedere la

83

visita domiciliare. Anche in questo caso, la procedura è informatizzata e spetta al medico abilitato rilasciare il certificato introduttivo.

Il certificato medico di richiesta visita domiciliare va inoltrato almeno 5 giorni prima della data già fissata per la visita ambulatoriale. È poi il Presidente della Commissione dell'Azienda Sanitaria Locale a valutare il merito della certificazione e disporre o meno la visita domiciliare. In caso di accoglimento, il Cittadino viene informato della data e dell'ora stabilita per la visita domiciliare, altrimenti viene indicata una nuova data di invito alla visita ambulatoriale. Tali comunicazioni saranno notificate con le modalità già descritte (visualizzazione sul sito internet, eventuale invio per posta elettronica, lettera raccomandata).

La visita

La visita avviene presso la Commissione dell'ASL competente che, dal 1 gennaio 2010, è – in forza dell'articolo 20 della Legge 102/2009 – integrata con un medico dell'INPS. La Commissione accede al fascicolo elettronico contenente la domanda e il certificato medico. La persona può farsi assistere, a sue spese, da un medico di propria fiducia. Al termine della visita, viene redatto il verbale elettronico, riportando l'esito, i codici nosologici internazionali (ICD-9) e l'eventuale indicazione di patologie indicate nel Decreto 2 agosto 2007 che comportano l'esclusione di successive visite di revisione. Sono abilitati all'accesso di questi dati solo alcuni medici e funzionari, per contenere il rischio di abusi relativi alla riservatezza degli stessi. Tutta la documentazione sanitaria presentata nel corso della visita viene conservata e acquisita agli atti dall'ASL. In caso di assenza alla visita senza giustificato motivo, la domanda viene rigettata. Il Cittadino dovrà presentare una nuova domanda, previo rilascio del certificato da parte del medico curante.

La verifica

Come già detto, le Commissioni ASL sono integrate con un medico dell'INPS e questo può rappresentare un vantaggio in termini di tempi, oltre che – sicuramente – di risparmi di gestione.

Infatti, se al termine della visita viene approvato all'unanimità, il verbale, validato dal Responsabile del Centro Medico Legale dell'INPS, viene considerato definitivo. Se il verbale dà diritto a prestazioni economiche (pensioni, indennità, assegni), viene anche attivato il flusso amministrativo per la relativa concessione ed erogazione e quindi inviato anche all'ente concessore e "messo in lavorazione".

Se al termine della visita di accertamento, invece, il parere non è unanime, l'INPS sospende l'invio del verbale e acquisisce gli atti, che vengono esaminati dal Responsabile del Centro Medico Legale dell'INPS. Questi può validare il verbale entro 10 giorni, oppure procedere a una nuova visita nei successivi 20 giorni. La visita, in questo caso, viene effettuata, oltre che da un medico INPS (diverso da quello presente in Commissione ASL), da un medico rappresentante delle associazioni di categoria (ANMIC, ENS, UIC, ANFFAS) e, nel caso di valutazione dell'handicap, da un operatore sociale (per le certificazioni relative alla Legge 104/1992 e 68/1999). La Commissione medica può avvalersi della consulenza di un medico specialista della patologia oggetto di valutazione. Le consulenze potranno essere effettuate da medici specialisti INPS o da medici già convenzionati con l'Istituto.

85

L'invio del verbale
Il verbale definitivo viene inviato al Cittadino dall'INPS. Le versioni inviate sono due: una contenente tutti i dati sensibili e una contenente solo il giudizio finale per gli usi amministrativi.

Se il giudizio finale prevede l'erogazione di provvidenze economiche, il Cittadino viene invitato a inserire online i dati richiesti (ad esempio reddito personale, eventuale ricovero a carico dello Stato, frequenza a scuole o centri di riabilitazione, coordinate bancarie). Anche queste informazioni finiscono nella "banca dati" e completano il profilo della persona ai fini dell'invalidità civile, handicap e disabilità. E anche per queste procedure è bene farsi assistere da un patronato sindacale, un'associazione o un soggetto abilitato. Il procedimento si conclude con l'erogazione delle provvidenze economiche nei casi in cui ne sia riconosciuto il diritto sulla base dei requisiti sanitari e di diritto. I fascicoli elettronici dei verbali conclusi vengono archiviati nel Casellario Centrale di Invalidità gestito dall'INPS.

Decorrenza dei benefici economici

I benefici economici riconosciuti decorrono dal mese successivo alla data di presentazione della domanda di accertamento sanitario all'ASL. La Commissione può indicare, in via eccezionale e in base alla documentazione clinica visionata, una data successiva diversa.

Decesso del richiedente

Nel caso di decesso del richiedente il riconoscimento dello status di invalido civile, cieco civile o sordomuto, la Commissione ASL può, su formale istanza degli eredi, procedere all'accertamento sanitario esclusivamente in presenza di documentazione medica rilasciata da strutture pubbliche o convenzionate, in data antecedente al decesso, comprovanti, in modo certo, l'esistenza delle infermità e tali da consentire la formulazione di una esatta diagnosi e un compiuto e motivato giudizio medico-legale.

Il ricorso

Nel caso la Commissione medica entro tre mesi dalla presentazione della domanda non fissi la visita di accertamento, l'interessato può presentare una diffida all'Assessorato regionale competente che provvede a fissare la visita entro il termine massimo di 270 giorni dalla data di presentazione della domanda; se questo non accade (silenzio rigetto), si può ricorre al giudice ordinario.

Avverso i verbali emessi dalle Commissioni mediche (ASL o periferiche) è possibile presentare ricorso, entro sei mesi dalla notifica del verbale, davanti al giudice ordinario con l'assistenza di un legale.

Nel caso di ricorso è possibile farsi appoggiare da un patronato sindacale o da associazioni di categoria.

L'aggravamento

Chi ha ottenuto il riconoscimento dell'invalidità civile può presentare richiesta di aggravamento seguendo il medesimo iter fin qui illustrato. Qualora sia stato prodotto ricorso gerarchico avverso il giudizio della commissione preposta all'accertamento dell' invalidità e delle condizioni visive, le domande di aggravamento sono prese in esame soltanto dopo la definizione del ricorso stesso. Non è possibile quindi presentare richiesta di aggravamento se già si è avviato un procedimento di ricorso.

Visite di revisione e certificati "a scadenza"
L'indicazione riguarda tutti quei casi in cui nei verbali sia già stata prevista una revisione successiva.
La Circolare INPS 131/2009 precisa che "le prestazioni per le quali sono già indicate negli archivi dell'Istituto le date di scadenza, verranno caricate in automatico nella procedura INVCIV2010 e potranno quindi essere gestite interamente con il nuovo iter procedurale. La programmazione dei calendari di visita dovrà ovviamente essere effettuata dall'ASL. Atteso che dalle procedure di revisione sono esclusi i soggetti di cui al DM 02/07/2007, il medico INPS che integra la Commissione medica, avrà cura di esaminare gli atti contenuti nel fascicolo sanitario della ASL relativamente ai soggetti portatori delle patologie ricomprese nel citato DM, al fine di escludere ogni ulteriore accertamento".
Si suggerisce a chi sia in possesso di un verbale (di invalidità o di handicap) a scadenza, di rivolgersi comunque alla propria ASL per avere conferma della procedura adottata e dei tempi di attesa. Ricordiamo, infatti, che alla scadenza del verbale, decadono tutte le prestazioni economiche e i benefici (per esempio permessi e congedi lavorativi) precedentemente concessi.

7.1.2 I benefici

Il diverso grado della riduzione della capacità lavorativa e/o del danno funzionale permanente, riconosciuto dalla Commissione sanitaria sulla base della tabella prevista nel Decreto del Ministero della Sanità 5 febbraio 1992 (pubblicato nella G.U. 26 febbraio 1992, n. 47, S.O.), determina la concessione dei seguenti benefici:
• fruizione di protesi o ausili (D.M. 27 agosto 1999, n. 332, regolamento recante norme per le prestazioni di assistenza protesica erogabili nell'ambito del SSN. Modalità di erogazione e tariffe), per invalidità pari o superiore al 33%;

- iscrizioni nelle liste speciali del collocamento obbligatorio, per invalidità pari o superiore al 46%;
- assegno mensile di assistenza in qualità di "invalido parziale", per invalidità pari o superiore al 74%;
- pensione di inabilità in qualità di "invalido totale", invalidità di accompagnamento, per invalidità pari al 100%.

Benefici di carattere economico
Euro 246,73 per tredici mensilità.
La rivalutazione annuale dell'assegno è disciplinata dall'art. 54, comma 12, Legge 27 dicembre 1997, n. 449, secondo la quale la rivalutazione è calcolata sulla base dell'indice dei pezzi al consumo per le famiglie di impiegati e operai rilevato dall'ISTAT.

Condizioni
- avere il riconoscimento di una invalidità superiore al 74%;
- età compresa fra i 18 e i 65 anni di età;
- essere cittadino italiano residente in Italia, o essere straniero con permesso di soggiorno superiore all'anno (Legge 40/98, nel Supplemento ala Gazzetta Ufficiale n. 59 del 12 marzo 1998);
- disporre di un reddito annuo personale non superiore a Euro 4.238,26;
- essere incollocati o incollocabili al lavoro; se non si è iscritti alle liste di collocamento bisogna disporre di un certificato di incollocabilità; può percepire l'assegno anche chi è occupato part-time; in tal caso infatti si può non essere cancellati dalle liste di collocamento.

Incompatibilità
L'assegno è incompatibile con l'erogazione di altre pensioni di invalidità erogate da altri organismi (es. INPS, INPDAP ecc) come disposto dall'art. 9 della Legge 26 febbraio 1982, n. 54 e dall'art. 1 della Legge 12 giugno 1984, n. 222. È inoltre incompatibile con pensioni di invalidità di guerra, lavoro e servizio (art. 3 della Legge 29 dicembre 1990, n. 407).

7.1.3 Malattia di Crohn e colite ulcerosa: aspetti medico legali degli attuali criteri valutativi in ambito di invalidità civile

Le menomazioni funzionali dell'apparato digerente possono conseguire a quadri patologici estremamente variabili sia per l'evoluzione clinica, sia per le manifestazioni sintomatologiche e conseguenti ripercussioni sulla capacità lavorativa dell'ammalato. Dal punto di vista medico legale la rettocolite ulcerosa e la malattia di Crohn sono eventi clinici oggetti delle leggi riportate di seguito:

Art. 5 L.300/70
Regolamenta le assenze per malattia dei lavoratori dipendenti. Tutti i contratti prevedono che il dipendente si possa assentare per un determinato numero di giorni (in genere le assenze per malattia sono tollerate per un periodo di 6 mesi o 18 mesi nel triennio a seconda dei contratti aziendali, dopo di che il lavoratore può essere licenziato).

L.222/84 - INPS
Regolamenta l'invalidità pensionabile e riguarda i lavoratori che hanno versato per un certo periodo i contributi all'INPS e che a seguito di malattia abbiano perso i 2/3 della capacità lavorativa alle proprie attitudini.

L.118/71
Riguarda tutti i cittadini con un età compresa fra i 18 anni e i 65 anni che, a causa di malattia, abbiano perso i 3/4 della capacità lavorativa generica e con reddito non superiore a una certa cifra stabilita dal Ministero del Tesoro.

Campo assicurativo privato
Si valuta il danno alla "persona" provocato da una malattia, incidente o altro. Il danno è inteso come alterazione della "unità psico-fisica" che è l'uomo e non solo come "entità capace di lavoro e di guadagno".

L.104/92
Valuta lo "svantaggio" che la malattia determina nell'apprendimento,

nell'inserimento al lavoro e nella vita sociale in generale. Valuta cioè l'handicap.

7.1.4 Lista delle associazioni e dei link utili per le malattie infiammatorie croniche intestinali (MICI)

In Italia

AMICI
Associazione nazionale per le malattie infiammatorie croniche dell'intestino
http://www.amiciitalia.it/

Associazioni in Europa

EFCCA
Federazione Europea delle associazioni delle malattie di Crohn e della colite ulcerosa
http://www.efcca.org/

Associazioni federate in EFCCA:

Austria
ÖMCCV - Österreichische Morbus Crohn / Colitis ulcerosa Vereinigung
Vorstadtgasse 1/3
3430 Tulln/Donau
www.oemccv.at

Belgio
CCV-vzw - Crohn en Colitis Ulcerosa vereniging vzw
Groeneweg 151
3001 Heverlee
www.ccv-vzw.be

RCUH - Association Crohn-RCUH
rue des Argentines 2
6110 Montigny-le-Tilleul
www.mici.be

Croazia
HUCUK - Hrvatsko udruzenje za Crohnovu bolest i ulcerozni kolitis
Prilaz Gjure Dezelica 89
10000 Zagreb
http://www.hucuk.hr

Cipro
CYCCA - Pancyprian association of Ulcerative Colitis and Crohn's
P.O. BOX 27553
2430 Nicosia

Repubblica Ceca
IBD Patients - Ob anské sdružení pacient s idiopatickými st evními zán ty
Za Po í skou bránou 21/365
186 00 Prague
www.crohn.cz

Danimarca
CCF - Colitis Crohn Foreningen
Klingenberg 15
Dk-5000 Odense C
www.ccf.dk

Finlandia
CCAFIN - Crohn ja colitis ry
Kuninkaankatu 24 A
33210 Tampere
www.crohnjacolitis.fi

Francia
AFA - Association françois aupetit - AFA
La Maison des MICI, 78 quai de Jemmapes
75010 Paris
www.afa.asso.fr

Germania
DCCV.e.V. - Deutsche morbus Crohn / Colitis Ulcerosa Vereinigung dccv e.v.
Reinhardtstraße 18
10117 Berlin
www.dccv.de

Ungheria
MCCBE - Magyarországi Crohn-colitises betegek egyesülete
Huvosvolgyi ut 112
1021 Budapest
www.mccbe.hu

Islanda
CCU-SAMTÖKIN - Crohn's og colitis ulcerosa samtökin
P.O.BOX 5388
105 Reykjavik
www.ccu.is

Irlanda
ISCC - Irish society for colitis and Crohn's disease
Carmichael House, North Brunswick Street
7 Dublin
www.iscc.ie

Italia
AMICI - Associazione per le Malattie Infiammatorie Croniche dell'Intestino
via A. Wildt, 19/4
20131 Milano
www.amiciitalia.it

Lussemburgo
ALMC - Association luxembourgeoise de la maladie de Crohn
51 rue de Gostingen
L-5414 Canach
www.afa.asso.fr/

Malta
MACC - Malta Association of Crohn's and Colitis
Kisba 28
Triq il-Karwija
Kirkop
www.macc.org.mt

Olanda
CCUVN - Crohn En Colitis Ulcerosa Vereninging Nederland
Houttuinlaan 4b
3447 GM Woerden
www.crohn-colitis.nl

Norvegia
LMF - Landsforeningen mot fordøyelsessykdommer
Hulbergveien 118
Postboks 4568 Nydalen
2350 Nes
www.lmfnorge.no

Polonia
J-Elita - Polskie Towarzystwo Wspierania Osób z Nieswoistymi Zapaleniami Jelita
ul. Ksi cia Trojdena 4
02-109 Warszawa
www.j-elita.org.pl/

Portogallo
A.P.D.I. - Associaçao Portuguesa da Doença Inflamatória do intestino
Rua Nova das Icas, nº42 - 1º Traseiras, Leça da Palmeira
4450-703 Matosinhos (junto à Exponor)
www.apdi.org.pt

Regno Unito
NACC - National Association for Colitis and Crohn's Disease
4, Beaumont House, Sutton Road
Herts AL1 5HH St. Albans
www.nacc.org.uk

Repubblica Slovacca
SCC - slovak Crohn club
Jurigovo námestie 1
841 04 Bratislava
www.crohnclub.sk

Serbia
UKUKS - Udruzenje obolelih od Kronove bolesti i ulceroznog kolitisa Srbije
Pere Cetkovica 23
11060 Belgrade
www.ukuks.org

Slovenia
KV B - Društvo za kroni no vnetno revesno bolezen
Ljubljanska 5
2000 Maribor
www.kvcb.si

Spagna
ACCU - Asociación de enfermos de Crohn y Colitis Ulcerosa de España
c/ Hileras 4, 4°, 6 y 7
28013 Madrid
www.accuesp.com

Svezia
RMT - Riksförbundet för mag och tarmsjuka
Gotlandsgatan 46
116 65 Stockholm
www.magotarm.se

Svizzera
SMCCV - Schweizerische Morbus Crohn / Colitis Ulcerosa Vereinigung
5000 Aarau
www.smccv.ch
www.asmcc.ch

Altre Associazioni nel mondo

CCFA – Crohn's and Colitis Foundation of America
386 Park Avenue South - 17th Floor
New York, NY 10016
Website: www.ccfa.org

CCFC – Crohn's and Colitis Foundation of Canada
600 - 60 St. Clair Avenue East
Toronto, Ontario M4T 1N5
www.ccfc.ca

Crohn's & Colitis Australia
Level 1, 462 Burwood Rd
Hawthorn VIC 3122
www.crohnsandcolitis.com.au

Link Utili

Vivere con la colite ulcerosa
http://www.viverelacoliteulcerosa.it/UC/pages/IT/

Noi e il Crohn
http://www.noieilcrohn.it/

Forum gestito da pazienti
www.crohniani.net

Community online
www.crohniani.it

Società di medicina

UEGF - United Europe Gastroenterology Foundation
www.uegf.org

ECCO - Associazione Europea dei medici che si occupano di Crohn e colite ulcerosa (European Crohn's and Colitis Organization)
Ölzeltgasse 1a/2
1030 Vienna, Austria
www.ecco-ibd.eu

S.I.G.E.P.
Società Italiana di Gastroenterologia ed Epatologia Pediatrica
http://www.sigep-italia.org/HomePage.htm

S.I.G.E.N.P.
Società Italiana Gastroenterologia, Epatologia e Nutrizione Pediatrica
http://www.sigenp.org/new/index.php

S.I.G.E.
Società Italiana di Gastroenterologia
http://www.sigeitalia.org/it/

S.I.E.D.
Società Italiana di Endoscopia Digestiva
http://www.sied.it/

A.G.G.E.I.
Associazione Giovani Gastroenterologi ed Endoscopisti Italiani

A.I.G.O.
Associazione Italiana Gastroenterologi Ospedalieri
http://www.aigo.org/
S.I.C.C.R.
Società Italiana di Chirurgia Colorettale
http://www.siccr.org/

Riviste:

Official Journal of the American Gastroenterological Association
Versione online della rivista della American Gastroenterological Association
http://www.gastrojournal.org/